拒 绝
帕金森病

黄晓芸　梅志忠　主编

Say no to
Parkinson's disease

SPM 南方出版传媒
广东科技出版社 | 全国优秀出版社
·广州·

图书在版编目（CIP）数据

拒绝帕金森病 / 黄晓芸，梅志忠主编. —广州：广东科技出版社，2022.1
ISBN 978-7-5359-7805-9

Ⅰ.①拒… Ⅱ.①黄… ②梅… Ⅲ.①帕金森综合征—诊疗—问题解答
Ⅳ.①R742.5-44

中国版本图书馆CIP数据核字（2021）第261495号

出 版 人：严奉强
责任编辑：黎青青　方　敏
封面设计：彭　力
责任校对：杨崚松
责任印制：彭海波
出版发行：广东科技出版社
　　　　　（广州市环市东路水荫路11号　邮政编码：510075）
销售热线：020-37607413
https://www.gdstp.com.cn
E-mail：gdkjbw@nfcb.com.cn
经　　销：广东新华发行集团股份有限公司
排　　版：创溢文化
印　　刷：广州市东盛彩印有限公司
　　　　　（广州市增城区新塘镇太平洋十路2号　邮政编码：510700）
规　　格：787mm×1 092mm　1/16　印张10　字数210千
版　　次：2022年1月第1版
　　　　　2022年1月第1次印刷
定　　价：49.80元

如发现因印装质量问题影响阅读，请与广东科技出版社印制室联系调换（电话：020-37607272）。

随着社会老龄化现象日益严重，帕金森病（Parkinson's disease）的患病率明显升高。它并非传染病，却像传染病那样"流行"。

国际流行病学调查统计数据显示，全球有大约450万名帕金森病患者，近一半在中国。帕金森病发病率与年龄相关，60岁以上人群帕金森病患病率为1%，65岁以上人群患病率为1.7%，70岁以上人群患病率达3%～5%，80岁以上超过4%，85岁为3.5%～4.0%。不同性别的人群帕金森病发病风险存在差异，男性患帕金森病的相对风险约为女性的1.46倍。我国人口基数巨大，目前已有300万名帕金森病患者，而且以每年超过10万的速度递增，据此推算，2030年我国帕金森病患病人数将上升到500万。可见，帕金森病患者的数目不容小觑。

帕金森病是一种慢性进行性疾病，病程持续数年至数十年，逐渐进展，最终全身僵硬而行动困难，严重影响患者的生活质量，使家庭和社会的护理照料压力大。帕金森病患者的照料工作主要由家庭、社区养老院和医院共同承担。目前，国内大部分患者还是与家人共同生活，照顾帕金森病患者对其家人来说是一项艰巨的任务。

目前我国有着世界上最大的帕金森病人群，但与高患病率形成鲜明对比的是，我国患者的诊断率非常低，到神经内科专科就诊的概率就更低了，就诊时很多患者已是帕金森病中晚期，而帕金森病的治疗在于早期治疗与干预。

在多年的临床工作中，我们深刻地意识到这些问题，并为此担忧不已，真切希望能提高全社会对帕金森病的重视。在帕金森病从发现至今的200多年里，虽然新药不断上市，疾病还是在逐渐进展中。但我们可以确定的是，从饮食、运动、生活方式等多方面着手能起到积极的预防作用，早期的诊治对于病情也有一定的延缓作用。我们出版这本书，期待能对患者、患者家属乃至全社会人群起到科普作用，提高人们对帕金森病的全面认识。愿患病"帕友"，在家属的细心呵护下，有质量、充满幸福感地度过每一天。

让我们携手共进，共同提升"帕友"们的生活质量！

黄晓芸　梅志忠

2021年3月

目 录
Contents

拒绝
帕金森病

Parkinson's
Disease

第一章

Parkinson's
帕金森病的基础知识
Disease

第一节　走近帕金森病

一、被帕金森病纠缠的名人——拳王阿里与教皇保罗

拳王阿里是家喻户晓的人物。2016年6月3日，世界拳王"最伟大的拳击手"阿里因呼吸道疾病在美国亚利桑那州凤凰城病逝，终年74岁。阿里的家庭发言人鲍勃·甘奈尔当晚发布声明："经过32年与帕金森病的斗争，三届世界重量级拳击冠军穆罕默德·阿里于今晚去世。"

医生表示，阿里的帕金森病可能与他曾数千次被击打有关。在职业拳击生涯中，阿里头部受到了29 000多次重击，神经细胞反复遭受撞击性损伤，导致继发性帕金森综合征，使阿里从42岁起就饱受帕金森综合征的困扰。

另一位名人，被称为"神迹加持的圣人"——罗马天主教皇约翰·保罗二世，在其任期内创造了许多的纪录，他游历世界到访他国102次，是历史上出访次数最多的教皇；他58岁当选教皇，是天主教2 000年来最年轻的教皇；他还因为曾经见证过数次"神迹"被授予了"真福"的称号。传闻，他的去世也与帕金森病密切相关。

二、关于帕金森病的电影——《爱情与灵药》

《爱情与灵药》是一部由安妮·海瑟薇和杰克·吉伦哈尔联袂出演的电影，此影片于2010年11月24日在美国上映。影片中玛姬·默多克（安妮·海瑟薇饰）是一个拥有迷人魅力且过着自由自在生活的快乐女孩，同时她也是一名帕金森综合征患者，她遇到了在各个方面都足以与自己匹配的药品经销商杰米·兰德尔（杰克·吉伦哈尔饰）。两人相遇后发展出了更加深层且复杂的恋爱关系，随着两人越来越亲近，感情也越来越深厚……安妮·海瑟薇凭借炉火纯青的演技，让观众们深切感受到了帕金森综合征给患者及其家人、朋友的生活带来的不便及身心的痛苦。

三、关于帕金森病的书——《小杜丽》

1857年，英国作家Charles Dickens（1812—1870）在其著名长篇小说《小杜丽》中描述主人公弗雷德里克·杜丽"弯着腰，缓慢、僵硬动作"和"软弱、颤抖的声音"，这些特征均属于帕金森病的典型症状。

第二节 帕金森病的由来

1817年，英国人詹姆斯·帕金森医生发表了《关于震颤麻痹的研究》。他主要描述了静止性震颤及其逐渐进展的特点。他将那些走路时伴有慌张步态的病症称为"paralysis agitans"（震颤麻痹）。虽然只有六个病例，但他对此病的描写非常详细。对其中一个特殊病例他写道："街上一个约65岁的男性，体格健壮，肢体、头部及整个身体都抖动得很厉害，不能仅仅用震颤来形容。他几乎不能行走，身体弯得像弓一样，头向前倾，只能连续小跑，每五六步就得用拐杖用力支撑以使身体保持直立。他说自己以前是一个航海员，他抱怨说现在生病都是因为以前在西班牙的一个狭小的监狱里禁闭了几个月，在那里他只能躺在潮湿的地上睡觉。"

关于这个疾病，詹姆斯写道："随着身体越来越虚弱，肌肉的力量越来越差，震颤也越来越严重。不抖的时间很少，患者疲劳想要睡觉时，剧烈的震颤不单使床在摇晃，甚至窗户和地板都会震动。因为头向下倾得厉害，吃饭很困难，有时候，食物和唾液会一起从嘴里掉出来；说话的声音变得低沉，偶尔大小便失禁；晚期，患者非常倦怠，整天嗜睡，可能有轻度的妄想，或其他全身衰退的表现，这时候病人会有早点解脱的想法。"

之后，多位医生对震颤麻痹进行了相关研究，半个世纪后，巴黎的一个内科医生Jean-Martin Charcot总结了自己和他人的研究，认为这些患者除了有上述症状外，还有肌强直、运动迟缓的表现。他提议用帕金森医生的名字取代和重新命名震颤麻痹，此后这种特殊的疾病就被称为"帕金森病"。

第三节　什么是帕金森病

一、什么是帕金森综合征

帕金森综合征（Parkinson's syndrome）是临床上神经科医生常用的诊断概念，特指由各种原因造成的以运动迟缓为主的一组临床症候群，主要表现为震颤、肌强直、运动迟缓和姿势不稳等。

帕金森综合征主要是由脑血管病、脑动脉硬化、感染、中毒、外伤、药物及遗传变性等造成的以运动迟缓为主的一组临床症候群。在病程的中晚期，帕金森病的非运动症状如抑郁、便秘、睡眠障碍、认知损害等可能严重影响患者的生活质量。

帕金森叠加综合征（Parkinsonism-plus syndrome，PPS）在神经病理学上属锥体外系统多处变性疾病，其病因、发病机制未明，临床表现以帕金森病症状为基础，随着病程发展，逐渐出现广泛锥体外系统多处受损的症状。帕金森叠加综合征中最多见的是多系统萎缩（multiple system atrophy，MSA），广泛的锥体外系统的组织结构受损与神经递质紊乱相互联系，相当复杂。诊断MSA多依靠病史、症状、体征与头颅磁共振成像（MRI）的资料，活检或尸检取标本检测均十分困难。

二、帕金森综合征有哪些类型

（一）按病因分类

1. 继发性帕金森综合征

（1）血管性病变：脑动脉硬化、多发性脑梗死、低血压性休克。

（2）感染：脑炎、慢性病毒感染等。

（3）毒物：1-甲基-4-苯基-1,2,3,6-四氢吡啶（MPTP）、一氧化碳、锰、汞、二硫化碳、甲醇、乙醇等。

（4）药物：吩噻嗪类、丁酰苯类、抗抑郁剂（单胺氧化酶抑制剂和三环类抑制剂）等。

（5）其他：甲状腺/甲状旁腺功能障碍、颅内占位性病变、正压性脑积水。

（6）外伤：脑外伤、拳击性脑病。

2．原发性帕金森综合征

（1）原发性帕金森病。

（2）少年型帕金森病。

3．多系统变性–帕金森综合征叠加

（1）帕金森综合征–痴呆肌萎缩性侧索硬化复合征。

（2）进行性核上性麻痹。

（3）Shy–Drager综合征。

4．遗传变性型帕金森综合征

（1）Hallervorden–Spatz病。

（2）脊髓小脑变性。

（3）橄榄–脑桥–小脑变性。

（二）根据治疗效果分类

依据美国神经病学协会（American Academy of Neurology，AAN）和国际运动障碍协会（Movement Disorders，MDS）对帕金森病药物疗效的分类，此类药物可分为轻度疗效药物、中等疗效药物和强效药物。

1．轻度疗效药物

（1）MAO–B抑制剂：司来吉兰或雷沙吉兰，往往在治疗开始1周后疗效明显，但建议从小剂量开始服用，每天最后一次服药应在下午4—5点，以免诱发失眠。

（2）金刚烷胺：服用时应注意出现如失眠或幻觉等不良反应，肾功能不全者服药时需监测。

（3）抗胆碱能药物：苯海索，对震颤有疗效，但结果不尽相同，部分震颤患者服用后效果不佳，且不良反应大，需要密切观察，不能以损害患者认知功能为代价。

2. 中等疗效药物

多巴胺受体激动剂可直接刺激多巴胺受体位点，包括麦角类和非麦角类，非麦角类优于麦角类，作为首选推荐（森福罗、泰舒达、罗匹尼罗等）。

3. 强效药物

左旋多巴制剂是治疗帕金森病的金标准，对于早期帕金森病患者，不建议首选左旋多巴治疗，可首选受体激动剂（如森福罗），但还需要综合考虑患者的社会地位、对疾病控制的要求等因素。

为41～64岁年龄段的新发帕金森病患者给药，LD（左旋多巴）明显提高，原因是这一年龄段的帕金森病患者是家庭的经济支柱，且他们需要有效的药物去控制症状。因此，用药需综合考虑患者、药物双重因素。

（三）按照症状分类

按照症状类型，帕金森病可分为震颤型、少动和强直型、震颤或少动和强直型伴痴呆、震颤或少动和强直型不伴痴呆。

（四）按照起病的年龄分类

帕金森病存在明显临床异质性，如发病年龄、疾病进展速度、运动障碍的程度和类型等，因此可以分为不同亚型。1987年Quinn等首先提出发病年龄在21～40岁典型特发性帕金森病为青年型帕金森病，发病年龄＜21岁的称为少年型帕金森病。近年来多数文献将起病年龄在20～50岁称为早发型帕金森病（young onset Parkinson's disease，YOPD），起病年龄＞50岁称为晚发型帕金森病（late onset Parkinson's disease，LOPD）。既往研究认为，YOPD与LOPD不同，YOPD对抗帕金森病药物，特别是左旋多巴治疗反应良好，疾病进展缓慢（平均可达20年以上），患者的认知功能保留较好，但出现各种运动并发症的概率极高（92%），有70%的YOPD出现异动。也有报道称，YOPD出现的震颤多为姿势性或不规律性，而非帕金森病特有的静止性震颤。

（五）按照病情的轻重分类

采用定量方法即是客观评定，主要采用简单测试或复杂的实验方法和病理性指标进行测量，这种方法的成本颇高，要求技术性强，而且要有一定的实验条件和较昂贵或复杂的仪器设备。虽然得到的各种数据比较客观、可靠，但有时因时间、地点、经费、技术和设备条件等诸多因素的限制，难以在日常临床工作中推广。

1967年，Margaret Hoehn和Melvin Yahr发表了帕金森病Hoehn-Yahr分级评分量表，提出将帕金森病分为5级。该评分量表简明清晰，易于掌握，临床应用广泛，沿用至今。但是，该评分量表主要是对帕金森病进展的自然史和病情严重程度进行评定，对帕金森病的临床症状和体征没有进行详细评定，所以不能全面地反映帕金森病症状和体征的变化，甚至不能反映药物的治疗效果。

1987年，由Fahn等制定了统一帕金森病综合评分量表（UPDRS），该表包括精神状态、情绪和行为能力、日常生活能力、运动功能、对药物的不良反应等项目，并修订了Hoehn-Yahr分级（表1-1）、Schwab和England日常生活活动量表等部分。量表项目相对完整，但量表要求较高、内容较多，常需用表者经专门培训后才能增加量表的可信度，目前主要运用于临床科研与药物临床试验评估中。

表1-1　帕金森病 Hoehn- Yahr（修正）分级评分量表

1 级	单侧肢体疾病
1.5 级	单侧肢体合并躯干（轴）症状
2 级	双侧肢体症状但无平衡障碍
2.5 级	轻度双侧肢体症状，能从后拉测试中恢复
3 级	轻至中度双侧症状，不能从后拉测试中恢复，姿势不稳，转弯变慢，许多功能受到限制，但能自理
4 级	重度病残，不需要帮助仍能站立和行走
5 级	坐轮椅或卧床，完全依赖别人的帮助

（六）按照疾病的病程分类

1. 良性型

病程较长，平均可达12年，运动症状波动和精神症状出现较迟。

2. 恶性型

病程较短，平均可达4年，运动症状波动和精神症状出现较早。

（七）按照疾病的遗传性分类

1. 按疾病的遗传性进行分型

（1）家族性帕金森病。

（2）散发性帕金森病。

（3）少年型帕金森病。

2. 遗传变性型帕金森综合征

（1）染色体显性Lewy body病。

（2）亨廷顿病。

（3）肝豆状核变性。

（4）哈勒沃登–施帕茨病。

（5）家族性橄榄–脑桥–小脑萎缩及脊髓–小脑变性。

（6）家族性帕金森综合征伴周围神经病。

（7）神经棘红细胞增多症。

（8）神经元蜡样脂褐质沉积症。

（9）格–施–沙病。

（10）神经系统亚速尔病，线粒体病变伴纹状体坏死，家族性特发基底节钙化，痴呆综合征。

三、什么是原发性帕金森病

原发性帕金森病又称震颤麻痹，是指病因不明，或依据现有临床检测手段不能找到确切病因的帕金森病。其典型病理改变为黑质纹状体多巴胺能神经元脱失、变性、坏死和（或）凋亡，多巴胺递质分泌减少，残留神经元胞浆中形成路易小体（Lewy body，LB）伴胶质细胞增生。典型临床表现为静止性震颤、运动迟缓、肌强直、姿势异常。原发性帕金森病运用左旋多巴制剂药物治疗有效。

四、帕金森病和阿尔茨海默病有何相关性

阿尔茨海默病（Alzheimer's disease，AD）是较为常见的老年期神经系统变性

疾病，临床表现为进行性认知功能障碍和神经精神异常。临床以大脑皮质获得性高级功能受损，即痴呆为主要特征，包括不同程度的记忆力、感觉能力、判断力、思维能力、运动能力等受损，以及情感反应障碍和性格改变。阿尔茨海默病与帕金森病都具有中枢神经系统多系统退行性改变的特点，不论是在病理生理上还是在临床转归上都具有趋同性。

（一）病理学都有相似性

AD的病理变化主要发生于前脑基底、海马和大脑皮质，其主要病理特征为：①颞叶和海马皮质等部位神经元丢失。②神经原纤维缠结（neurofibrillary tangles，NFTs）。③老年斑（senile plaques，SPs），其主要成分为β-淀粉样蛋白（amyloid β-protein，Aβ）。④脑血管淀粉样病变。由于对AD的发病机制认识还不充分，目前有许多有关AD发病机制的学说，如Aβ级联学说、Tau蛋白学说、遗传因素学说、神经细胞膜代谢功能异常学说、慢性炎症学说、氧自由基导致的神经退行性病变学说等。其中，Aβ级联学说和Tau蛋白学说是最主要的两种学说。现有AD的治疗方法虽涉及多种途径，但仍缺乏有效阻止疾病发展、根治疾病的药物和治疗手段。认识AD的发病机制，有助于对AD的治疗提供新的思路和方法，同时可为药物研制提供理论依据和实验支持。

（二）临床表现与转归上具有趋同性

不论是帕金森病还是阿尔茨海默病，都具有神经多系统损害的症状和体征，特别是晚期症状逐渐趋同。但早期帕金森病的表现以肌张力增高、面具脸、行动迟缓和震颤等为主，同时还伴有认知功能障碍、嗅觉及感觉障碍、便秘和胃肠功能障碍等自主神经功能异常。而阿尔茨海默病早期则是以认知功能障碍为主，晚期也会出现帕金森病的症状，如肌张力增高、面具脸、行动迟缓和震颤等，以及感觉障碍、便秘等自主神经功能异常。

（梅志忠）

第二章

帕金森病的现状

帕金森病是当今和未来人类所面临的最大的全球公共健康和社会保健挑战之一。帕金森病究竟是常见病还是罕见病？我们患上帕金森病的概率有多大？患上帕金森病会给家庭带来多大的经济负担？这些都是值得我们关注的问题。

一、为什么说帕金森病是威胁中老年人健康的主要"杀手"

帕金森病在中老年人群中是仅次于阿尔茨海默病的第二大神经退行性疾病，是一种不可逆的疾病，且帕金森病的病因非常复杂，目前仍无特效药。据统计，在中国，每100名65岁以上的人中就有1～2名帕金森病患者，每年的新发病例有近10万。世界卫生组织专家预测，至2030年中国的帕金森病患者将达到500万。很多帕金森病患者在早期出现震颤，但并不影响正常生活，也就没能引起重视，导致没有进行早期诊断和治疗，中晚期可出现行走缓慢，步态异常，经常跌倒，吞咽困难、记忆力减退等情况。帕金森病是导致老年人残疾和不能独立生活的主要原因，它不仅降低患者的生活质量，也给社会、家庭带来了沉重的负担。

二、为什么帕金森病患者越来越多

我国正处于帕金森病患病人数急剧上升的阶段，排除帕金森病患病率的变化，人口老龄化是最重要的原因。我国老年人口规模十分巨大，2013年，我国60岁以上老年人口已突破2亿，根据预测，2025年将突破3亿，2033年会突破4亿，2053年将达到峰值4.87亿。因此，帕金森病作为典型老年疾病，其患病人数在可预见的未来将保持增长并长期维持在高水平状态。在未来的中国，帕金森病更将是一个严重的问题，应当引起全社会的重视。

此外，另一个导致帕金森病患者数量激增的原因是医学科学技术的发展，尤其是解剖学、免疫学、生物化学和医学影像学技术发展后，加上经济水平的提高，人们对健康问题的重视，得以将帕金森病、阿尔茨海默病与其他疾病区分，并诊断出来。

三、帕金森病带来的经济负担有多大

2016年，我国一项研究报告指出[1]，中国帕金森病患者与帕金森病有关的年平均支出费用占家庭年平均收入的44.8%，较几年前的水平已经有了大幅度的增长。其中直接费用占总支出费用的91.1%。在直接费用中，无论是门诊药费还是住院费，患者个人支付的部分都占很大比例，这也反映了相关的医疗保障体系并不完善。从人们平时看帕金森病最常去的医疗机构分布来看，大部分帕金森病患者选择去市级医院（占68.5%）就诊，这也在无形中增加了直接非医疗费用中的交通费和住宿费的支出。间接费用占总支出费用的 8.9%。间接费用所占比例较低的一个重要原因是帕金森病患者大多为老年人，平均年龄在61.15岁，因此患病所造成的休工对收入的损失相对来说比较低。从总体趋势上来说，病情越严重，各项费用支出也越高，农村患者、低收入家庭患者及自费医疗患者为了治疗帕金森病，要支付更多的费用，若帕金森病患者家庭收入较高，可享受较好的保险制度，则其在直接医疗费用之外所要付出的费用就相对较少。而国内另有研究报道，经济负担与帕金森病及其并发症的诱发有一定的关系，来自客观方面的经济支持及帕金森病患者对这种支持的合理利用，都是治疗帕金森病的有效途径。因此，进一步完善相关医疗保障体系，减轻帕金森病患者的经济负担，对于改善帕金森病患者的生活质量将起到很重要的作用。

（林蔺）

● **参考文献**

[1] 刘宇翔，尹邦良，刘振华. 中国帕金森病患者的经济负担及相关因素调查研究 [J]. 中国现代医学杂志，2016，26（8）：105-108.

第三章

Parkinson's
Disease
帕金森病的危害

一、影响患者的生活质量

（一）跌伤

跌伤是不可忽视的帕金森并发症。随着病情的发展，患者出现肢体僵硬、运动协调功能障碍，加上年龄大，骨质疏松，步态慌张，脚下遇到障碍物时容易摔倒甚至发生骨折等。

（二）致残

肢体挛缩、畸形，关节僵硬主要见于帕金森病的晚期。特别是在早、中期延误治疗，未行功能锻炼的患者中尤为常见。肢体挛缩、关节僵硬常使患者丧失了生活自理能力，导致长期卧床，甚至致残。

（三）失眠

睡眠障碍在帕金森病患者中很常见。夜间睡眠不好，腿脚不知往哪里安放，失眠，情绪低落，白天昏昏欲睡，精神状态差，严重影响患者的生活质量，也容易造成抵抗力低下。

（四）感染

感染是帕金森病并发症具有威胁性的症状。患者由于免疫力低下，感冒常有发生，由于咽部肌肉功能障碍，排痰功能差，也容易患支气管炎、肺炎，进食时常有呛咳，吸入性肺炎也常有发生。患者由于自主神经功能障碍，常有尿频、排尿困难等问题，也容易患尿路感染。晚期卧床的患者，完全丧失了生活自理能力，不能自行翻身，兼之营养差，皮肤受压，常致褥疮。

二、让患者失去尊严

帕金森病患者由于肢体的抖动、行走的不便，流涎、出汗增多，怕旁人取笑，不自觉就将自己封闭起来，远离了原来熟悉的工作及生活圈。帕金森病患者终日待在家里，这样，疾病在进展，病情在加重，患者情绪抑郁，形成恶性循环。

三、给家庭成员带来严重的心理压力

帕金森病并发抑郁的发病率为40%～50%，患者家属需要花费大量的时间及精力去照顾患者。家人希望得到患者的感激和配合，但因为合并疾病本身的并发症，患者往往对照顾者心怀不满及怨恨，容易与之发生争吵并产生冲动行为，从而造成家人长期的压抑，使家人的身心健康受到影响。

（余映丽）

● 参考文献

［1］周鸿雁，邵明，张素平，等. 广州地区帕金森病患者睡眠障碍情况调查［J］. 中华神经科杂志，2009（12）：833-836.

［2］杨文明，赵广峰，董婷，等. 帕金森病患者的睡眠障碍研究进展［J］. 中国实验方剂学杂志，2009（15）：109-111.

［3］刘琨，成义仁，王婷，等. 帕金森病患者认知功能障碍与抑郁和脑白质疏松症的关系［J］. 中国临床心理学杂志，2006（14）：489-491.

［4］梅俊华，邵卫，周景芬，等. 心理干预辅助药物治疗帕金森病抑郁与认知障碍［J］. 神经损伤与功能重建，2011（6）：118-122.

第四章

Parkinson's
Disease

帕金森病的发病机制和危险因素

第一节　帕金森病的发病机制

一、基因突变学说

在PD的发病因素中，遗传基因已成为国内外PD学者们研究的热点，其帮助人们打开了诊疗PD的新思路。临床上，PD患者以散发性为主，其中10%～15%的患者有家族史，而目前已发现的PD致病基因，多数在家族性帕金森病（familial Parkinson's disease，FPD）中首先被检测出来，随之才相继展开其与散发性帕金森病（idiopathic Parkinson's disease，IPD）间的关联性研究。不同的致病基因通过不同的方式与途径，作用于不同国家和地域的不同人群，从而导致PD患者多样化的临床表现和预后。经过众多学者的不懈研究，到目前为止，已通过多种方法识别至少18个染色体位点（PARK1-18），包括全基因组关联研究、经典的连锁分析、外显子组测序等。因PD相关致病基因大都出自*PARK*家族，故以下按照已明确蛋白的*PARK*基因、未知蛋白的*PARK*基因及其他基因的顺序对相关基因做一简述。

二、β淀粉样蛋白级联学说

β淀粉样蛋白级联学说认为Aβ在脑内沉积可引发一系列的病理过程，这些病理过程又进一步促进Aβ沉积，从而形成一种级联放大反应。

Aβ是脑内的正常产物，是淀粉样前体蛋白（amyloid precursor protein，APP）经β-分泌酶和γ-分泌酶水解形成的。Aβ主要有Aβ1-40、Aβ1-42和Aβ1-43三种类型，Aβ42/43为β-片层结构，疏水性强，容易沉积，具有神经毒性。正常情况下，Aβ90%为Aβ40，只有少量Aβ42/43。由于遗传等因素的作用（如*APP*基因、早老素-1基因、早老素-2基因突变等），患者脑内Aβ42/Aβ40比例失衡，Aβ42/43增多。增多的Aβ42/43在脑内沉积形成老年斑的核心，可以激活小胶质细胞，引发炎性反应；可损害线粒体引起能量代谢障碍，氧自由基生成过多，导致氧化应激损害；可以激活细胞凋亡途径，介导细胞凋亡；可通过激活蛋白激酶，促进Tau蛋白异常磷酸化；Aβ还可以损害胆碱能神经元，引起乙酰胆碱系统的病变。这些病理改变又可促进Aβ生成增多和异常沉积，产生正反馈的级联放大效应，最终导致神经元减少，递质异常，引发临床认知和行为症状。

三、神经元纤维缠结如何引起帕金森病

Tau蛋白是一种微管相关蛋白，通过与微管结合，维持细胞骨架的稳定性。AD患者脑内的Tau蛋白异常过度磷酸化，过度磷酸化的Tau蛋白聚集形成双股螺旋细丝，形成神经元纤维缠结的主要成分，产生神经毒性。另外，由于正常的Tau蛋白减少，导致微管溃变，使轴浆运输中止或紊乱，导致轴突变性，神经元死亡。

四、胆碱能损伤学说

神经递质学说认为AD患者脑内存在多种神经递质的异常，如兴奋性氨基酸、去甲肾上腺素、5-羟色胺、多巴胺等，但以胆碱能系统障碍最严重，而且与患者的认知和行为障碍关系最密切。脑内胆碱能神经元主要位于基底前脑的Meynert核和内侧隔核，投射到海马和大脑皮质。研究证实，AD患者基底前脑的胆碱能神经细胞明显缺失，乙酰胆碱转移酶减少，乙酰胆碱的合成和释放显著降低，其降低程度与认知测验相关。

五、氧化应激和自由基损伤如何引起帕金森病

（一）氧化应激和自由基的概念

氧化应激是指机体内氧自由基的产生与清除失去平衡，外源性氧化剂的过量摄入导致活性氧在体内堆积使细胞具有毒性。过量的自由基进攻多不饱和脂肪酸可引起脂质过氧化，导致生物膜结构和功能的改变；损伤蛋白质的巯基和氨基使蛋白质变性、交联，使酶的活性丧失；损伤脱氧核糖核酸（DNA）可导致细胞突变。种种有害后果与肿瘤、炎症、衰老、神经退行性疾病等的发生有密切关系。

近几年的研究证明氧化应激产生的过量自由基不但直接攻击生物大分子发挥损

伤作用，而且自由基可以作为信号分子启动一系列病理生理过程。外界刺激在信号传递过程中产生活性氧（reactive oxygen species，ROS），而ROS又可以刺激信号通路，参与细胞信号转导过程。在细胞凋亡、信号转导的过程中，ROS既可以作为外界诱因，又可作为其他诱因在体内激发凋亡的一种中间产物，其机制可发生在凋亡过程的各环节，包括直接诱导凋亡或影响与凋亡有关的细胞内信号转导和基因表达。氧化还原调节可以发生在从受体到细胞信号通路的多水平环节，ROS可通过细胞膜靶标将刺激信号由细胞膜传至细胞内，作用于细胞内靶标激发信号级联反应，诱导细胞凋亡。氧化应激是神经元变性至死亡这一进程中的早期事件。

（二）中脑黑质对自由基损伤的易感性

由于解剖和生理等因素，正常大脑组织富含不饱和脂肪酸，因为代谢需要又必须承受与自身重量不相称的高比例氧耗，所以大脑是对自由基损伤的易感器官。中脑黑质因为以下原因对自由基损害更敏感：①自身保护机制相对薄弱，黑质致密部谷胱甘肽（glutathione，GSH）和抗氧化酶的含量较其他脑区少。②多巴胺（dopamine，DA）能神经元中的神经黑色素对Fe^{3+}的高亲和力使黑质中聚集了高浓度的Fe^{3+}，并可随时转为活化的Fe^{2+}，Fe^{2+}可与过氧化氢（H_2O_2）发生Fenton（芬顿）反应生成攻击性更强的（·OH）自由基。③黑质致密部小胶质细胞的比例较其他脑区高，异常活化的小胶质细胞是活性氧自由基和毒性细胞因子的重要来源。④在DA氧化代谢的过程中即可产生一定量的自由基，外界毒素也可通过阻断线粒体呼吸链的电子传递而产生大量自由基。而且DA能神经元数量的减少可导致残余的DA能神经元的代谢活动增强，H_2O_2生成增多，进而导致毒性（·OH）自由基的聚积，细胞处于严重的氧化应激状态。因此推测PD的发生正是由于自由基的产生与清除之间正常的平衡受到了严重破坏，最终导致DA能神经元的死亡。

（三）PD的氧化损伤标记

大量关于PD患者尸体解剖组织的研究寻找到了氧化应激的指标。脑组织富含磷脂和不饱和脂肪酸，二者均易受到氧化应激的损伤，PD患者黑质多不饱和脂肪酸的浓度降低，而丙二醛（脂质过氧化指标）增高。氧化应激对蛋白损伤的指标水平，如可溶性蛋白的羰基化修饰在PD患者的尸体标本中亦明显增高。活性氮的重要指标硝基酪氨酸，在MPTP小鼠模型脑内损伤区增高，PD患者脑内触核蛋白Parkin蛋白硝基化与亚硝基化亦有报道。PD的动物模型及患者脑组织中存在氧化损伤，表明氧化应激参与了PD的发病。

（四）氧化应激在PD发病机制中的重要作用

氧化应激是受到关注最多的一种PD发病机制。尸检结果表明PD患者黑质致密部存在严重的氧化应激，如游离态铁离子增多，GSH含量下降，线粒体复合体 I 功能受损及大量被氧化损伤的脂质、蛋白质和DNA等；MPTP或6-羟基多巴（6-OHDA）等神经毒素也可在体内产生自由基，破坏纹状体DA能神经元，使人类及实验动物出现帕金森综合征表现，这些都提示氧化应激可能与PD的发生和进展密切相关。自由基是引起氧化应激的基础，目前认为，PD患者脑内神经黑色素、铁、DA代谢和线粒体功能异常及代谢酶的缺乏是产生自由基的主要原因。PD患者黑质DA神经元的变性是一个持续渐进且主动的自我延续过程，而持续的炎性反应促进了这一过程。炎性细胞因子可能主要通过氧化应激损害促进了DA能神经元的变性和死亡。在一些早期发病的家族性PD患者第4号染色体中发现两个单独的α-Synuclein基因错义突变后，α-Synuclein蛋白在PD发病机制中的作用受到广泛关注。有实验表明，过度表达的野生型或突变的α-Synuclein本身对细胞并没有任何毒性作用，但是突变的α-Synuclein过度表达增加了神经细胞对氧化应激的易感性。更重要的是，至今在PD患者的黑质致密部仍未发现存在突变的基因或者外源性毒物可以抑制线粒体功能，因此还不能肯定氧化应激的起因及其和线粒体功能障碍之间的时程关系。另外，现在仍未确定PD患者黑质致密部起关键作用的自由基类别，早期人们认为是活性氧（ROS），因为DA代谢产生H_2O_2和（·OH）自由基，而且1-甲基-4-苯基-吡啶离子（MPP^+）也通过抑制线粒体功能和干扰DA在胞内的贮存而产生大量氧离子（O^{2-}）。不过这一设想还没有得到直接证据的支持，而且MPP^+的神经毒性作用与O^{2-}之间也没有很好的相关性。大量的实验都认为活性氮（RNS）在DA能神经元退变机制中扮演了重要角色。PD患者黑质LB中含有3-硝基酪氨酸和硝基化的α-Synuclein，表明过亚硝酸盐可能参与DA能神经元的损伤过程。PD患者黑质内诱导型一氧化氮合酶（inducible nitric oxide synthase，iNOS）的免疫活性增强，这可能是小胶质细胞中iNOS表达上调的结果，过多的一氧化氮（nitric oxide，NO）扩散到DA能神经元，可以与酶的巯基部位发生亚硝化反应，抑制线粒体复合体 I 、IV生成。

NO还可能通过结合铁蛋白而增加游离态铁离子的浓度；NO还能选择性地抑制GSH还原酶，引起GSH含量下降。MPTP的损伤机制中也有NO参与，使用NO合酶（nitric oxide synthase，NOS）抑制剂可以保护小鼠和猴免受MPTP的损伤。目前还不能确定哪一类自由基的作用更重要，ROS和NOS可能是同时发挥作用的，NO和O^{2-}反应形成过亚硝酸盐，继而又分解生成–OH，这些都是氧化应激过程中发挥损伤作用的重要因素。

过量的自由基如果超出DA能神经元的清除能力，就会导致细胞结构的严重破坏。受氧化损伤的细胞不仅丧失了生理功能，还可能继续发挥毒性作用：羰基化的蛋白质不易被泛素–蛋白酶体系统（UPS）识别和降解而积聚，从而破坏细胞内环境；DNA损伤可能会造成重要分子的错误编码。可见，氧化应激是造成DA能神经元退变的一个重要机制。氧化应激被认为是PD患者黑质神经元死亡的主要因素。DA在氧和水的存在下，受单胺氧化酶作用生成H_2O_2、醛和氨。H_2O_2可导致毒性自由基增加，于是诱发氧化应激反应。自由基对神经元的损害主要表现在如下几个方面：细胞膜发生脂质过氧化反应，膜磷脂被破坏降解；细胞膜对钠、钙及大分子物质通透性增加，神经元发生细胞毒性水肿；线粒体破坏，功能丧失。尽管多项研究支持氧化应激参与了DA能神经元变性和死亡过程的启动、发生及发展，但在尸检中所见的多是疾病末期的状态，所以，PD患者黑质DA能神经元进行性死亡的机制非常复杂，氧化应激、线粒体功能障碍、异常免疫炎症反应、蛋白质水解应激和兴奋性毒性等机制相互关联，组成复杂的有害网络，在多因素的触发下启动，可能不依赖于病因而导致DA能神经元的进行性退变。

六、线粒体损伤学说

衰老因素的PD致病性越来越受到重视，它与环境毒素、遗传因素等共同作用，导致氧化应激、免疫炎症等改变，加速PD的发生和发展。而PD线粒体的生物学改变及其功能障碍也是目前被关注的热点。一方面，线粒体产生ATP，供给DA能神经元所需能量，保证DA的足量释放；另一方面，线粒体内存在部分α-突触核蛋白，可以选择性地与线粒体膜相互作用。线粒体结构功能异常时，α-突触核蛋白过表达，导致神经递质和纹状体DA释放减少。研究结果显示，在MPTP作用于老龄SAMP8小鼠所致的亚急性PD模型中，其运动功能和黑质DA含量比正常老龄小鼠显著降低，线粒体复合物Ⅰ活性和线粒体膜电位显著下降。

线粒体功能是细胞能量产生的重要场所。毒性物质可以通过抑制线粒体复合物Ⅰ来影响线粒体呼吸链导致ATP产生减少，最终导致细胞因能量耗竭而死亡。

线粒体代谢异常的直接证据来源于患者的尸检组织与离体的细胞培养。其中尸检的一个重要发现表明，在PD患者的黑质和前脑皮质中线粒体氧化呼吸链复合物Ⅰ（电子传递链的重要组成部分）功能下降，应用先进的免疫捕获技术能证明氧化应激的增加和呼吸链复合物Ⅰ电子转移率的下降。此外，磁共振波谱（MRS）研究检测到PD患者颞顶叶区及枕叶高能磷酸水平下降，并导致线粒体相关的代谢异常，从而引起无氧代谢。线粒体功能障碍导致氧化应激加重，氧化损伤脂质、蛋白、DNA，同时降低了重要的抗氧化物质，在尸解PD患者脑组织时可以发现谷胱甘肽下降。环境和遗传因素导致的线粒体功能障碍，能引起ROS的过度生产并启动了PD患者DA神经元细胞的凋亡。过氧化物产生并导致损伤部位远端的任何电子传递链抑制而促进了线粒体自由基的产生。能够诱导PD神经病理的神经毒素，如 MPP^+，鱼藤酮刺激了电子传递链复合物Ⅰ的过氧化物的生成，并刺激了邻近线粒体基质氧化还原部位自由基的产生。

七、钙代谢平衡失调如何引起帕金森病

PD患者的病理改变以黑质多巴胺神经元变性死亡为主。虽然与PD相关的因素和机制有很多，其中多数研究者认为PD是在氧化应激和细胞凋亡等机制的共同参与下，遗传和环境因素共同作用的结果；多巴胺神经元死亡的研究表明，细胞凋亡在PD的发病过程中起着重要的作用，而进一步研究发现，其细胞凋亡机制又与细胞内Ca^{2+}密切相关。细胞Ca^{2+}依赖Ca^{2+}跨细胞膜转运和细胞内钙库等维持稳态平衡，当

细胞质Ca^{2+}与细胞内钙库和细胞外Ca^{2+}之间存在相对浓度差时，便可激活与Ca^{2+}高度亲和的酶，从而发挥细胞第二信使的作用。但当细胞内Ca^{2+}浓度过高时，则会引起钙稳态失调，进而引起细胞死亡并产生神经毒性作用。除此以外，国内外已有实验表明，钙通道阻断剂的使用可以对PD神经元产生神经保护作用。

八、内分泌失调如何引起帕金森病

越来越多的研究表明，内分泌的改变可能与帕金森病及其认知功能障碍的发病相关。肽类激素神经降压素在下丘脑–垂体–甲状腺轴中起重要作用，肽类激素神经降压素可能辅助促甲状腺激素的释放，肽类激素神经降压素可通过抑制多巴胺D_2受体来增加多巴胺的释放，这表明促甲状腺激素与脑内多巴胺代谢是相互作用的。近年来，有关下丘脑–垂体–肾上腺轴活性的改变对中枢神经影响的研究越来越多，海马内比其他脑区聚集了更高浓度的肾上腺糖皮质激素受体，因此，肾上腺糖皮质激素持续释放，或长期接受糖皮质激素处理，能导致海马容量减少，树突萎缩，顶突触结构改变，大量椎体细胞变薄和脱落，从而损害海马神经可塑性，导致认知功能受损。已有研究显示，帕金森病患者中存在下丘脑–垂体–肾上腺轴的过度激活。胰岛素在中枢神经系统中的功能越来越受到人们的广泛关注，有研究发现，胰岛素抵抗导致系统功能障碍可能先于多巴胺能神经元死亡，胰岛素抵抗损害黑质多巴胺功能。因此，早期发现多巴胺能神经元死亡的原因，对早期预防帕金森病及帕金森病伴认知功能障碍有重要的临床意义。

（一）甲状腺功能与帕金森病的相关性

甲状腺功能异常的临床表现如焦虑、抑郁、淡漠、反应迟钝等，这与帕金森病的非运动症状有相似之处，当帕金森病患者合并甲状腺功能异常时，帕金森病的症状可能被甲状腺功能异常的临床表现掩盖，从而造成帕金森病的漏诊。关于甲状腺功能异常与帕金森病相关性的研究结论不一致。Umehara等人的研究表明，甲状腺激素水平，尤其是游离三碘甲状腺原氨酸水平与原发性帕金森病患者的运动症状密切相关，但甲状腺激素水平低下在帕金森病运动症状及非运动症状中的作用需要进一步研究。Aziz等人的研究表明，帕金森病患者的游离甲状腺激素水平显著高于年龄、性别及体重指数相匹配的健康对照组。Munhoz等人对95例帕金森病患者和102例年龄相匹配的健康对照组进行研究发现，帕金森病患者的甲状腺功能减退患病率及亚临床甲状腺功能减退患病率与健康对照组相比，差异均无统计学意义。Tandeter等人的研究发现，帕金森病患者的甲状腺功能减退患病率与健康对照组相比，差异无统计学意义，但帕金森病组亚临床甲状腺功能减退的患病率高于健康对照组。学界关于甲状腺功能异常与帕金森病伴认知功能障碍的关联存在争议，Choi等人对46例甲状腺功能正常的早期帕金森病伴轻度认知功能障碍的患者及38例甲状腺功能正常的早期帕金森病不伴认知功能障碍的患者进行研究发现，血清游离甲状腺素的水平与简易精神状态量表总分、执行力、注意力及视空间评分呈负相关，血清促甲状腺激素和总甲状腺激素与认知功能水平不相关。关于亚临床甲状腺功能减退对帕金森病患者认知功能障碍的影响的研究较少，伴亚临床甲状腺功能减退的帕金森病患者认知功能优于甲状腺功能正常的帕金森病患者，亚临床甲状腺功能减退对帕金森病痴呆患者可能有一定影响。在一个以大量人口为基础的队列研究中，对年龄在70～89岁的老年人进行神经心理学测试，评估其记忆力、注意力、执行功能、视空间及语言功能，研究结果表明，老年人的甲状腺功能减退与轻度认知功能障碍不相关。临床上对甲状腺功能异常的筛查追踪和及时治疗可能对帕金森病患者认知功能的改善有价值。

（二）皮质醇水平与帕金森病的相关性

帕金森病的非运动症状（如睡眠障碍、疲劳及血压波动）与血皮质醇浓度下降所表现的症状相似。Skogar等人的研究表明，帕金森病患者的晨唾液皮质醇浓度与日总唾液皮质醇浓度高于年龄与性别相匹配的健康对照组。Hartman等人的研究表明，与健康对照组相比，帕金森病患者有较高的昼夜皮质醇分泌节律。帕金森病患者的皮质醇浓度与年龄、性别、体重指数、帕金森病的严重程度及左旋多巴的使用剂量无显著相关性，帕金森病本身可能与下丘脑-垂体-肾上腺轴功能异常相关。近年来，肾上腺皮质醇水平与认知功能的相关性受到广泛关注，下丘脑-垂体-肾上腺轴功能失调，导致海马萎缩，引起认知功能障碍。海马体积的改变与皮质醇水平升高密切相关，但关于皮质醇水平与帕金森病认知功能障碍关系的研究较少，需要进一步研究来探讨皮质醇水平与帕金森病认知功能障碍的关系。

（三）胰岛素抵抗与帕金森病的相关性

临床研究表明帕金森病与糖尿病之间关系密切，一项前瞻性的研究发现糖尿病患者（无帕金森病家族史）患帕金森病的风险高于非糖尿病患者。相反，有研究则提出帕金森病与糖尿病之间不存在相关性，甚至认为糖尿病会降低帕金森病的患病风险。国内胡重灵等人对290例帕金森病患者和正常对照组进行研究发现，帕金森病组高血糖的比例高于正常对照组，空腹血糖水平和餐后2小时血糖水平均高于正常对照组。Cereda等人的研究发现，与帕金森病不伴糖尿病患者相比，帕金森病伴糖尿病患者的统一帕金森病评定量表中的运动部分评分、日常生活能力评分和Hoehn–Yahr分级明显升高；帕金森病伴糖尿病患者的左旋多巴使用剂量更高。Bosco等人对57例帕金森病认知功能正常患者和53例帕金森病痴呆患者进行研究发现，62%的帕金森病痴呆患者合并胰岛素抵抗，帕金森病伴痴呆的胰岛素抵抗发生率是帕金森病不伴痴呆的两倍多。但有研究发现，帕金森病认知功能障碍和病情程度可能与血糖水平无明显关系。也有研究发现，导致帕金森病患者认知功能障碍进展的危险因素包括空腹胰岛素水平及胰岛素抵抗指数，帕金森病认知功能障碍与胰岛素抵抗之间有密切的关系。降低帕金森病患者的胰岛素抵抗指数可能有助于降低其痴呆的发生风险。胰岛素抵抗对帕金森病患者认知功能的影响需要长期随访观察，进一步探讨胰岛素抵抗与帕金森病认知功能障碍的关系，在临床上结合胰岛素抵抗情况早期给予诊治，可有效预防帕金森病认知功能障碍加重，对帕金森病痴呆患者的预后有重要意义。

（四）雌激素与帕金森病的相关性

脑是雌激素作用的重要靶器官，脑内存在雌激素的特异性受体，可对雌激素产生反应，雌激素可通过多种途径调节脑的功能。帕金森病与雌激素之间存在一定的联系，流行病学调查发现，帕金森病的发病率男性高于女性，动物实验和临床试验的结果也提示，雌激素对帕金森病有保护作用，雌激素对维持多巴胺系统功能有重要作用。

综上所述，帕金森病患者及帕金森病痴呆患者中可能存在下丘脑-垂体-甲状腺轴功能低下，亚临床甲状腺功能减退对帕金森病患者认知功能可能有一定影响；下丘脑-垂体-肾上腺轴功能亢进，帕金森病患者血皮质醇水平可能增高；帕金森病认知功能障碍与胰岛素抵抗之间有密切关系；雌激素对帕金森病有保护作用。由于神经内分泌的变化与帕金森病及帕金森病痴呆发生风险的关系还存在争议，对其用于临床诊断及其机制有待进一步研究。

第二节　帕金森病患病的危险因素

一、年龄是患帕金森病的最大危险因素吗

从形态学和解剖学而言，PD是由黑质致密部中的大量多巴胺能神经元变性而形成的疾病。纹状体内多巴胺能纤维严重丢失及多巴胺含量降低，在存活的多巴胺能神经元中出现Lewy体，损害集中在黑质纹状体通路。除此之外，蓝斑含色素的神经细胞减少、变性和空泡形成，神经胶质细胞增生，网状结构和迷走神经背核等处也会发生类似变化。

流行病学研究发现，PD主要发生于中老年人，通常发病年龄均在40岁以上，以50~60岁居多。目前一般认为PD是一种多因子疾病，有着复杂的病因学，包括遗传原因、内外环境毒素影响、衰老等，而且更倾向于是多种因素共同作用，即环境因素作用于有遗传素质的老年人。近年来的研究认为，环境因素能使50岁以上个体罹患PD，且在PD发病过程中起着重要作用。

研究揭示衰老是PD最重要的危险因素，其与PD的发生、发展密切相关。年龄的增长可加快运动障碍的进程、降低左旋多巴的反应，引起更严重的步态和姿势障碍，以及更严重的认知障碍和PD患者痴呆的发生，衰老是PD最显著的危险因素。动物模型研究也表明，MPTP对老年动物黑质纹状体系统的损伤更严重。

二、帕金森病会遗传吗

帕金森病发病机制很复杂，从疾病分类中我们可以看出，只有极少数患者具有家族性。目前对于临床常见确诊的帕金森病患者，虽然找不到确切的发病病因，但多数被认为具有特发性和散发性特点，其遗传性不明确。

三、有家族史就一定会患帕金森病吗

帕金森病是常见的进行性神经系统变性疾病，其发病机制尚不十分明确，且无特效的治疗措施。临床上将PD分为特发性/散发性PD、家族性/遗传性PD、继发性PD和帕金森综合征。家族性PD占3%～30%，家族性PD的遗传类型包括常染色体显性遗传、常染色体隐性遗传及其他不确定的遗传类型。目前，学界已定位了12个家族性PD的致病基因位点（4q21-23、2p13、4p14-16.3/4p15、4p14/4p14-15、12p11.2-q13、6q25.2-27、1p35-36、1p36、1q32、2q36-37、Xq21-q25），克隆了6个家族性PD的致病基因（α-Synuclein、Parkin、UCH-L1、PINK1、DJ-1、LRRK2）。

家族性帕金森病具有遗传性，但在临床上比较少见。其他类型帕金森病的家族遗传性不明显。已知的遗传性帕金森病遗传基因如下。

（一）常染色体显性遗传PD

常染色体显性遗传PD包括*PARK1*、*PARK3*、*PARK4*、*PARK5*、*PARK8*和*PARK11*基因突变导致的PD。

1. *PARK1*（α-Synuclein基因）基因突变导致的PD

这一家系具有如下特点：相对发病年龄早（46岁以前），从发病到死亡进展较快，受累患者有较高的痴呆发生率，病理表现为黑质神经元的变性及脑干神经核路易小体（LB）形成。*PARK1*是1997年首先被发现的与遗传性PD有关的基因，定位于染色体4q21-23，已有3个点突变（A53T、A30P、G46L）被确认。这3个错义突变导致的临床症状是不同的：A53T（丙氨酸变±苏氨酸）突变（209位核苷酸A-G突变）的患者发病年龄早（40岁左右），病程进展较快，还可伴痴呆和肌阵挛等；A30P（丙氨酸变成脯氨酸）突变（88位核苷酸G-C）的临床特征与散发性PD相似。Glu46Lys（E46K）错义突变导致的PD患者表现为帕金森综合征及其他一些不典型的症状，如痴呆和不同程度的视幻觉，病理改变包括黑质神经元丢失及路易小体（LB）形成。α-Synuclein基因跨越约117 kb，含有6个外显子，编码1个由140个氨基酸组成的α-Synuclein蛋白。α-Synuclein蛋白是一种高度保守的蛋白质，为小分子酸性蛋白质，含有3个结构域：高度保守的氨基端（包含11个氨基酸不完全的6拷贝重复）、非β-淀粉样蛋白的疏水结构域和羧基端。α-Synuclein蛋白在中枢神经系统内丰富表达，特别是突触前膜，也是路易小体（LB）的主要成分之一。目前，尚不清楚α-Synuclein蛋白的生理功能，研究发现它在调节突触可塑性、促进神经元的分化、多巴胺释放的上调及纤维的形成等方面有重要的作用，它还有分子伴侣样的活性作用。α-Synuclein蛋白在神经元中的作用与其浓度密切相关，低浓度时对神经元可起到保护作用，一定程度上可抵抗过氧化氢的作用；高浓度或过表达的α-Synuclein蛋白又对神经元有细胞毒性作用，导致细胞凋亡。突变型的α-Synuclein蛋白改变了其二级结构和可溶性，容易形成自我聚集，导致神经元细胞变性。α-Synuclein蛋白是遗传性及散发性PD特征性的病理标志物——路易小体（LB）的主要成分。

2. *PARK3*基因突变导致的PD

*PARK3*定位于染色体2p13，首先发现于一个常染色体显性遗传并具有典型路易小体（LB）病理特征的PD家系中，但具体的致病基因及其编码产物尚未明确。此类患者发病年龄在60岁左右，临床症状与散发性PD相似，某些患者有智力减退或痴呆症状。其病理改变包括黑质神经元丢失和典型的路易小体（LB），此外还存在神经纤维缠结和老年斑。

3. *PARK4*基因突变导致的PD

*PARK4*最早发现于美国一个常染色体显性遗传性PD家系，定位于染色体4p14-16.3/4p15。该家系患者的临床表现与典型散发性PD有相似之处，对左旋多巴反应良好。但是此类患者突出的特征是发病年龄早（30岁左右），病程进展快，并且存在自主神经功能障碍和痴呆，疾病初期体重减轻，患者的一些亲属有姿势性震颤。

病理改变包括黑质退行性病变、路易小体形成和海马神经元内存在空泡。

4. *PARK5*基因突变导致的PD

*PARK5*基因定位于染色体4p14/4p14-15，编码UCH-L1。跨越约10 kb，含有9个外显子，编码一个由212个氨基酸组成的蛋白——UCH-L1蛋白。UCH-L1蛋白在中枢神经系统均有表达，特别是在黑质，分布于神经元胞浆中，也是路易小体的成分之一。研究表明，UCH-L1蛋白具有泛素水解酶活性，是泛素-蛋白酶体通路（ubiquitin proteasome pathway，UPP）的组成部分，能使泛素链C端发生水解产生游离的泛素单体，从而使泛素单体可以再度重复标识底物，使UPP通路继续有效进行。*I93M*突变型的UCH-L1蛋白明显降低了水解酶活性，影响了泛素单体循环和细胞降解蛋白的能力，由此可能导致α-Synuclein等各种蛋白聚集形成路易小体，最终引起神经元死亡，导致PD。该基因突变（*I93M*）仅在德国一个常染色体显性遗传性PD家系中一对具有典型PD特征的姐弟身上得到了确证，其起始症状均为静止性震颤，逐渐发展为肌强直、运动迟缓及姿势不稳，对左旋多巴（L-dopa）反应良好。在其他不同种族的PD患者和对照者中均未发现此点突变，对*UCH-L1*基因Ser18Try（S18T）多态研究提示该多态与PD有相关性，*PARK5*与遗传性PD的关系尚有争议。

5. *PARK8*基因突变导致的PD

*PARK8*定位于染色体12p11.2-q13，跨越约144kb，包括51个外显子，编码一个由2 527个氨基酸组成的富亮氨酸重复序列激酶2（leucine-rich repeat kinase 2，LRRK2）。LRRK2蛋白属于ROCO蛋白家族，是一种可溶性蛋白质，含有4个结构域：亮氨酸富集区、酪氨酸激酶催化区、RAS区和WD40区。LRRK2蛋白广泛表达于包括中枢神经系统在内的各种组织，但表达量均较低，定位于胞浆。其生理功能尚不清楚，已知其他ROCO蛋白家族成员参与了细胞骨架重排及细胞凋亡，提示LRRK2蛋白可能参与行使类似的功能。突变型LRRK2蛋白稳定性、代谢及亚细胞定位并没有发生显著的改变，但其底物磷酸化激酶活性增高，导致神经元变性。PD家系中发现了Arg1441Gly（R1441G）、Arg144lCys（R1441C）、Tyr1699Cys（Y1699C）、Ile1122Val（I1122V）、Gly2019Ser（G2019S）、Ile2020Thr

（I2020T）、Arg1441His（R1441H）等*PARK8*突变。*PARK8*相关PD发病年龄介于50～60岁，对LD反应良好，其临床症状与典型的散发性PD非常相似。*PARK8*相关PD的病理改变呈现多样化的特点，既可以有路易小体的形成，也可以有Tau蛋白的聚集等。

6. *PARK11*基因突变导致的PD

*PARK11*基因定位于染色体2q36-37，是一种晚发性常染色体显性遗传性家族性PD。其致病基因和编码蛋白尚不清楚，在染色体2长臂2q36-37大约39.5 cm范围内。在美国PD家族研究中报道具有显著相关性，但在欧洲PD家族中未证实有类似情况。目前关于*PARK11*与遗传性PD关系的报道并不多，还有待深入研究。

（二）常染色体隐性遗传PD

常染色体隐性遗传PD包括*PARK2*、*PARK6*、*PARK7*、*PARK9*基因突变导致的早发性PD。患者通常在40岁之前发病，临床表现除了运动迟缓、肌强直和静止性震颤外，还包括肌张力障碍和反射亢进等，并且病程进展较慢。

1. *PARK2*（*Parkin*基因）基因突变导致的PD

*PARK2*基因突变导致的PD表现为常染色体隐性遗传的少年型帕金森综合征（autosomal recessive juvenile parkinsonism，AR-JP），主要见于日本人。该家系患者具有如下特征：发病年龄早（8～43岁，患者平均年龄为24.6岁），大多数患者发病时（<40岁）有典型的PD表现，对L-dopa治疗反应良好，但由L-dopa引起的运动障碍及运动波动出现早且严重，病程发展缓慢。病理表现为黑质致密部严重选择性神经元变性，胶质细胞反应性增生，而无路易小体形成，表明其与典型PD有着不同的病理过程。在与PD相关的常染色体隐性遗传的基因突变中，*PARK2*的突变是最常见的。*Parkin*基因定位于染色体6q25.2-27，1997年首先在日本常染色体隐性遗传性青少年型PD家系中被发现并经连锁分析定位。*Parkin*基因跨越约500 kb，含有12个外显子，编码一个有465个氨基酸的Parkin蛋白。Parkin蛋白在进化上高度保守，含有3个结构域；氨基端有76个氨基酸与泛素62%同源，称为泛素样结构域；中间部分是连接区，含有半胱氨酸天冬氨酸酶切割位点；羧基端环指结构域（IBR ring domain）包括212个氨基酸，由2个环指结构及它们之间的环指间区组成。Parkin蛋

白是一种E3泛素蛋白连接酶，在泛素–蛋白酶体通路中发挥重要作用。突变型Parkin蛋白丧失其E3酶的作用，使其底物蛋白不能经UPP通路降解而在细胞内聚集，最终导致神经元死亡。到目前为止，国内外已报道了100余种*Parkin*基因突变，突变形式有错义突变、无义突变、剪切位点突变、小片段缺失突变、小片段插入突变及外显子重排突变等，这些突变形式表现类型有纯合突变、复合杂合突变和杂合突变。最常见的是外显子缺失突变和点突变，并且突变类型与临床表现之间的相关性较低。*PARK2*相关PD的病理改变可能具有多样性，临床发现有路易小体、无路易小体和有α–Synuclein包涵体的病例。*PARK2*编码的Parkin蛋白是一种泛素–蛋白连接酶，可将泛素连接到底物蛋白，以便在蛋白体中降解。*PARK2*突变导致Parkin蛋白功能丧失而引起异常蛋白的聚集，进一步致神经元变性，但其具体机制尚待进一步研究。

2. *PARK6*（*PINK1*基因）基因突变导致的PD

*PARK6*定位于染色体1p35–36，是与常染色体隐性遗传早发性PD有关的致病基因。*PINK1*基因跨越约1.8 kb，含有8个外显子，编码一个含581个氨基酸的与线粒体功能相关的PINK1蛋白。PINK1蛋白广泛表达于各种组织，特别是在中枢神经系统，定位于线粒体。PINK1蛋白与Ca^{2+}/钙调蛋白家族的丝氨酸/苏氨酸激酶高度同源，它有一个由34个氨基酸组成的线粒体定位结构域和一个由354个氨基酸组成的高度保守的蛋白激酶结构域。PINK1蛋白的生理功能尚不清楚，推测可能通过磷酸化细胞应激相关蛋白来保护线粒体功能。已报道有10余种*PINK1*基因突变，突变形式有错义突变、无义突变、小片段插入突变和外显子大片段缺失突变等。如*Gly309Asp*（*G309D*）、*Trp437Stop*（*W437X*）、*Arg246Stop*（*R246X*）、*His271Gln*（*H271Q*）、*Leu347Pro*（*L347P*）、*1573insTTAG*、*1602insCAA*、*Arg279His*（*R279H*）、*Exon6-Exon8del*、*T313M*、*R492X*等突变。突变型*PINK1*蛋白可能丧失了线粒体的保护作用，导致线粒体呼吸链衰竭及氧化应激，在氧化应激状态下容易致神经元变性。该类PD患者临床表现和与*PARK2*相关PD患者的临床表现相似，发病年龄介于30～40岁，病程进展缓慢，对L–dopa反应良好，但经常出现药物引起的异动症。*PARK6*患者数远少于*PARK2*患者，仅占早发性PD的1%～2%。该类患者的病理改变情况尚未见报道。

3. *PARK7*（*DJ-1*基因）基因突变导致的PD

*PARK7*突变首先在意大利和荷兰的两个早发性PD家系中被发现，定位于染色体1p36。DJ-1基因跨越约24 kb，含有8个外显子，编码一个含189个氨基酸的DJ-1蛋白。DJ-1蛋白是氢过氧化物反应性蛋白，广泛表达于包括神经系统在内的各种组织，定位于细胞胞浆与细胞核。DJ-1蛋白具有多方面的生物学功能，可能涉及细胞周期调节、基因转录调控、调节RNA的稳定性、雄激素受体通路信号转导及细胞氧化应激等多个方面。DJ-1蛋白在多巴胺能神经元变性过程中的作用尚不清楚。突变型的DJ-1蛋白不能形成二聚体，代之以单体形式存在，而DJ-1蛋白单体极不稳定，经UPP通路被快速降解。此外，突变型的DJ-1蛋白抗氧化应激作用明显减弱。*PARK7*的突变频率较低，约为1%。目前发现的突变有*142kbdel*、*Leu166Pro*（*L166P*）、*Met26Ile*（*M26I*）、*Asp149Ala*（*D149A*）、*Glu64Asp*（*E64D*）、*Glu163Lys*（*E163K*）等。其突变导致的PD与其他常染色体隐性遗传性PD具有相似的临床表现，即发病年龄较早（发病年龄介于30～40岁），病程进展缓慢，对L-dopa反应敏感。此外，还有一些非特异性表现，如局灶性的肌张力障碍、精神症状等。

4. *PARK9*基因突变导致的PD

*PARK9*定位于染色体1p36，是常染色体隐性早发性家族性PD，其致病基因可能与*DJ-1*和编码5型溶酶体ATP酶的*ATP13A2*基因相关，相关研究报道较少。

（三）其他不确定遗传方式的基因突变导致的PD

1. *PARK10*和*PARK12*

*PARK10*和*PARK12*分别定位于染色体1q32和Xq21-q25，报道较少且遗传类型不能完全确定，目前尚在研究中。

2. *Nurr1*基因

*Nurr1*基因亦名*NR4A2*，定位于染色体2q22-23，跨越8.3 kb，含有8个外显子。家族性PD患者中发现含有2个杂合子碱基改变（-245T/G，-291Tdel），此两位点均位于不编码的1号外显子，导致Nurr1的信使核糖核酸（mRNA）表达水平明显下降，提示*Nurr1*基因突变，该基因对中枢神经系统多巴胺能神经元具有调控作用，

可能与某些家族性PD相关。

3．N-乙酰基转移酶2基因（*NAT2*）

*NAT2*基因编码NAT2酶，NAT2酶是人体内重要的二相解毒酶之一，它主要催化乙酰辅酶A中的乙酰基转移到芳香胺氨基的氮原子上参与芳香胺的解毒。*NAT2*基因的多态可导致该基因表达降低、酶活性下降和不稳定。在英国人群中研究发现N-乙酰化*NAT2*基因型（2个以上的多态共存）与家族性PD相关。

4．线粒体DNA（mtDNA）

mtDNA基因组为16.5 kb的环状双链分子，编码22个转移核糖核酸（tRNA）、2个核糖体核糖核酸（rRNA）和13个呼吸链中的多肽。PD患者的黑质神经元中存在线粒体复合体Ⅰ的缺陷，动物实验证实MPTP的毒性作用机制是MPP$^+$选择性抑制了黑质线粒体呼吸链中复合体Ⅰ的活性，使ATP合成出现障碍，最终导致细胞变性死亡。研究表明，PD患者mtDNA突变频率高于正常对照组，包括4336bp位点、3397bp位点、5460bp位点点突变及956bp和2965bp之间的5核苷酸的插入突变。mtDNA异常导致的线粒体功能障碍可能参与家族性PD的发病机制。

四、基因突变者一定会得病吗

基因突变是基因组DNA分子发生的突然的、可遗传的变异现象（gene mutation）。从分子水平上看，基因突变是指基因在结构上发生碱基对组成或排列顺序的改变。基因虽然十分稳定，能在细胞分裂时精确地复制自己，但这种稳定性是相对的。在一定的条件下基因也可以从原来的存在形式突然改变成另一种新的存在形式，就是在一个位点上，突然出现了一个新的基因，代替了原有基因，这个基因叫作突变基因。于是，后代的表现中也就突然出现了祖先从未有的新性状。

一个基因内部可以遗传的结构的改变，又称为点突变，通常可引起一定的表型变化。广义的突变包括染色体畸变，狭义的突变专指点突变。实际上，畸变和点突变的界限并不明确，微细的畸变更是如此。野生型基因通过突变成为突变型基因。突变型一词既指突变基因，也指具有这一突变基因的个体。

基因突变可以发生在发育的任何时期，通常发生在DNA的复制时期，即细胞分裂间期，包括有丝分裂间期和减数分裂间期。同时，基因突变和DNA的复制、DNA损伤修复、癌变和衰老都有关系，基因突变也是生物进化的重要因素之一，所以研究基因突变除了本身的理论意义以外，还有广泛的生物学意义。基因突变为遗传学研究提供了突变型，为育种工作提供了素材，所以它还有科学研究和生产上的实际意义。

五、携带易感基因会增加帕金森病发病风险吗

现代研究发现，人类患病是由先天的基因缺陷（占40%）和后天的环境因素及生活习惯（占60%）共同作用的结果。如果你带有某种疾病的易感基因，说明与一般人相比，你在遗传体质上更容易患这种疾病。但是只要你针对自己的易感基因型，坚持科学的生活方式，饮食营养，积极防病和保护健康，是能够延缓或者避免疾病发生的。因此，当你发现自己的某种疾病易感度较高或很高时，请予以重视！采用针对性的预防措施，不必紧张，更无须有压力。

六、与帕金森病发病相关的基因有哪些

目前已经有一些相关的基因被发现与帕金森病相关。

1. α-突触核蛋白（α-Synuclein，SNCA）

基因α-Synuclein是一种由140个氨基酸组成的前突触蛋白，主要在神经系统中表达，是PD患者路易小体的重要组成成分。α-Synuclein基因中的PARK1和PARK4被发现与PD密切相关，定位于染色体4q21-q23和4p14-16.3/4p15。与此基因相关的PD呈常染色体显性遗传。目前，α-Synuclein基因被发现有3个错义突变及2倍重复体和3倍重复体。Polymeropoulos等人在1997年从希腊、意大利PD家系中发现了第一个突变A53T，之后从德国和西班牙PD家系中发现了另外两个突变A30P和E64K。有研究表明，α-Synuclein基因突变后引起了α-Synuclein的聚集，进而导致神经元变性和细胞凋亡。

2. *Parkin*基因

*Parkin*基因又称*PARK2*基因，相关PD呈常染色体隐性遗传。该基因是1997

年Matsumine等人在日本的一个青少年型PD家系中发现的，并将其定位于染色体6q25.0-27，次年由Kitada等人成功克隆并将其命名为Parkin基因。其长度为1.38 Mb，内含12个外显子，编码由465个氨基酸组成的Parkin蛋白。*Parkin*基因突变是所有已知的隐性遗传性PD中最常见的原因，也是早发型PD最常见的原因。此基因所编码的蛋白有E3泛素连接酶活性，具有RBR结构域，一是参与降解异常蛋白，避免其堆积，对细胞产生毒性；二是参与维护线粒体功能，使得功能异常的线粒体自噬。而Parkin基因的突变（包含错义编码、无义编码、外显子缺失、二倍体型和三倍体型等）则会丧失上述功能。

3. *UCH-L1*基因

*UCH-L1*基因又名*PARK5*基因，定位于染色体4pl4/4p14-15，全长约10 kb，含9个外显子，编码的蛋白质含212个氨基酸，该基因的突变常导致常染色体显性遗传性PD。其编码的蛋白泛素C末端水解酶1（UCH-L1）是泛素-蛋白酶体系统的一个组成部分，既具有泛素水解酶活性又具泛素连接酶活性，同时还具有单体稳定效应。该基因突变（*I93M*）于1998年Leroy等人首先在一个德国PD家系的一对姐弟身上得到证实。突变使UCH-L1蛋白的活性降低了50%左右，影响了泛素单体循环和细胞降解蛋白的能力，最后引起神经元死亡而出现PD。

4. PTEN诱导激酶1（*PINK1*）基因

PINK1（PTEN induced kinase 1）基因即*PARK6*基因，2001年Valente等人在一个意大利PD家系中发现了此基因，将该基因定位于1号染色体短臂1p35-p36区域，且于2004年被成功克隆，其长度约1.8 kb，含有8个外显子，编码的蛋白由581个氨基酸组成，以常染色体隐性遗传的方式遗传。*PINK1*基因是众多PD相关基因中首次且唯一将线粒体功能障碍与PD的发病机制联系起来的蛋白。作为线粒体的激酶，其可以减少细胞氧化应激，抑制细胞凋亡，保护神经元，而该基因发生突变（包括缺失突变和无义突变）则可导致线粒体呼吸链衰竭、氧化应激及细胞凋亡，随后引起线粒体自噬。

5. *DJ-1*基因

*DJ-1*基因即*PARK7*基因。1997年，Nagakubo等人首次发现并报道了该基因，是

第二位常见的PD常染色体隐性遗传致病基因。其定位在染色体1p36位置，全长约24 kb，含8个外显子，编码由189个氨基酸组成的蛋白，主要分布在大脑皮层中的神经胶质细胞及黑质、纹状体中的神经元，通过参与机体的氧化应激等发挥其保护神经元的作用。DJ-1基因的突变类型包括错义突变、缺失突变及点突变等。其致病机制可能是突变后导致DJ-1蛋白水平下降，从而减弱了机体清除氧自由基的功能，最终使氧化物质对神经元细胞的损伤增加。

6. LRRK2基因

LRRK2基因也就是PARK8基因，首次发现于日本家系，是常染色体显性遗传PD中最常见的原因。此基因定位于染色体12q11.2-q13，长度为144 kb，内含51个外显子。该基因会产生一种LRRK2蛋白（又称dardarin蛋白或富亮氨酸重复序列激酶2），LRRK2蛋白是一种复杂的多功能大分子蛋白质，由2 527个氨基酸组成，属于ROCO蛋白家族，在大脑中的运动神经系统区域及参与情绪调控和认知状态的边缘系统等区域高度表达，具有较高的突变率。现在在PD患者中已经发现有100多种LRRK2突变，已证实约有20多个突变位点与PD相关，而且不同的突变位点位于不同的结构域，具有明显的区域和种族差异性。LRRK2基因突变可引起其蛋白的激酶活性上升与细胞的凋亡，从而发挥毒性作用导致PD的发生。

7. ATP13A2基因

ATP13A2基因又称PARK9基因，最早是2001年Hampshire等人在约旦的一个PD家系中发现的，且2006年Ramirez等人克隆了该基因，其定位于染色体1p36，全长约26 kb，含有29个外显子，编码由1 180个氨基酸组成的溶酶体膜蛋白ATPase结构域，主要在中脑的黑质高水平表达。ATP13A2基因是PD常染色体隐性遗传致病基因。该基因的突变有多样性，如移码突变、缺失突变、错义突变等，直接或间接地影响了跨膜结构域，进而导致溶酶体的降解并形成毒性聚集体，诱导黑质的变性和PD的发生。

8. GIGYF2基因

GIGYF2（GRb 10 interacting GYFProtein 2，又名TNRC15）基因即PARK11基因，最初于1997年由Margolis等人在人类胚胎互补脱氧核糖核酸（cDNA）基因库中成功

克隆的，不过当时被命名为L234，直到2003年Pankratz等专家对美国的多个PD家系进行分析时将其染色体定位于2q36-37，此基因含有27个外显子，编码由1 299个氨基酸组成的蛋白。该基因以常染色体显性遗传的方式遗传。目前研究得较多的是关于此基因的突变，至于该蛋白的具体功能尚未完全清晰，有待进一步深入研究。

9. *Omi/Htra2*基因

*Omi/Htra2*基因又称*PARK13*基因，定位于染色体2p13，内含8个外显子，编码由485个氨基酸组成的蛋白，具有线粒体丝氨酸蛋白酶活性。2005年Strauss等人在PD患者大脑的路易小体中发现了Htra2分子，并观察到该基因的突变，而突变导致PD患者线粒体的功能障碍，并最终引起神经元变性。Htra2蛋白缺乏时可导致细胞凋亡障碍而致病。

10. *PLA2 G6*基因

*PLA2 G6*基因又名*PARK14*基因，定位于染色体22q13.1，内含17个外显子，2009年被克隆为PD致病基因，编码PLA2 G6蛋白，该蛋白可以催化水解甘油磷脂和维持细胞膜平衡。此基因是常染色体隐性遗传性基因。该基因突变可导致PLA2 G6蛋白削弱或完全丧失其线粒体保护功能，因此不能修复氧化应激的损伤，从而引起神经轴索变性，最终导致PD的发生。

11. *FBXO7*基因

*FBXO7*基因即*PARK15*基因，定位于染色体22q12-q13，编码FBXO7家族成员蛋白质，为常染色体隐性遗传。有研究认为，其突变后会致其编码的蛋白FBXO7功能障碍，也有研究报道相关PD的颅脑影像学检查提示黑质纹状体区突触前的多巴胺神经元大量丢失。该基因更进一步的致病机制尚无更多的研究报道，有待深入研究。

12. *GAK*基因

GAK基因即*PARK17*基因，定位于染色体4p16，编码的蛋白是细胞周期的调节蛋白，有研究发现在PD患者的基底节区GAK的表达有异常，说明此基因与PD之间存在一定的联系。

13. *HLA DRA*基因

*HLA DRA*基因也就是*PARK18*基因，定位于染色体6p21.3，全长4 kb，内含5个

外显子，编码由254个氨基酸组成的蛋白。有研究表明*HLA DRA*基因包含多个等位基因，其可增加多发性硬化的发病风险，表明该基因区域内位于1号内显子的rs3129882位点与PD关系最为密切。

14. 其他基因

（1）其他PARK家族基因。

*PARK3*基因最初是从一个具有典型路易小体病理特征的PD家系中发现的，确切来说这只是一个染色体位点，定位于染色体2p13，常染色体显性遗传。当前有研究报道，墨蝶呤还原酶（sepiapterin reductase，SPR）可能是其致病基因，其编码的蛋白参与脑内多巴胺的合成。*PARK10*基因最初由Hicks等人调查研究冰岛PD家系时被发现，定位于染色体1q32，目前其致病基因及相关功能蛋白尚不明确，有待进一步深入研究。*PARK12*基因是2003年Pankratz等人在基因组扫描时发现的，其定位于染色体Xq21-q25，研究表明其遗传类型为性遗传（XL），编码蛋白未知，目前临床研究报道较少。*PARK16*基因是通过全基因组关联研究先后发现的，定位于染色体1q32，编码蛋白未知，遗传方式及致病机制皆不明确，目前相关的报道极少。

（2）葡萄糖脑苷脂酶（glucocerebrosidase，*GBA*）基因。

*GBA*基因编码葡萄糖脑苷脂酶，定位于染色体1q21，包含12个外显子，至今已有300多种不同的*GBA*基因突变被描述，而该基因突变会导致葡萄糖脑苷脂酶功能缺失或稳定性下降。有众多研究表明，*GBA*基因突变是导致PD的重要病因。

（3）单胺氧化酶（*MAO*）基因。

*MAO*基因定位于染色体Xp11.23。MAO是一种膜结合线粒体酶，在多巴胺代谢过程中起着重要作用，可分为MAO-A和MAO-B两种同工酶，MAO-A主要分布在儿茶酚胺能神经元中，在氧化多巴胺时产生的氧基团会导致神经元的氧化损伤，而MAO-B能激活神经毒性物质MPTP形成，进而使氧自由基和活性神经毒物增多，最终导致多巴胺能神经元的变性死亡。

综上所述，已知的与PD相关的致病基因众多，基因间及基因与环境之间的相互作用都会对PD的发生、发展及预后等产生影响。传统的PD药物和手术治疗只能改善PD的临床症状，延缓病情的进展，而基因治疗则给我们带来了新的治疗手段，进一步认识这些基因的致病机制并从中找到突破口，则有望为PD治疗带来新的希望。随着科技的高速发展，可以预见，有关PD基因方面的研究将是未来的热点。

七、高血压会增加帕金森病的发病概率吗

越来越多的研究发现，PD患者容易并发自主神经功能障碍，导致血压调节异常，如直立性低血压（orthostatic hypotension，OH）、餐后高血压及卧位高血压（supine hypertension，SH）。血管交感神经支配功能紊乱和基底神经节改变可能是自主神经功能障碍的主要原因。自主神经功能障碍的病理改变可能与控制自主神经功能核团的变性和损害相关，如岛叶皮质、下丘脑、小脑、迷走神经背侧核、交感神经节及肠肌层和黏膜下层的神经核团，包括胆碱能、单胺能等核团变性所致的中枢自主神经网络系统的损害。这些病理改变导致心血管反射弧功能紊乱，影响了血压的调节。

既往研究表明，几乎所有类型的高血压病患者均存在氧化应激增强，高血压病患者中活性氧簇明显较正常人增高。同时，在许多动物模型中都证实氧化应激与血压增高之间存在明显的关系。由于慢性心理应激与高血压发病密切相关，而PD患者多伴有焦虑、抑郁等不良心理状态，故高血压与PD可能相互促进。高血压病患者或高血压动物模型均有多巴胺受体合成减少和其介导的利尿、利钠能力下降的情况发生。在高血压动物模型中，多巴胺D3受体（D3R）与老年高血压有明显的相关性。中枢神经系统的多巴胺D类受体基因破坏后都表现为明显高血压。同时多巴胺D2受体（D2R）激动剂可增加尿钠排泄、扩张阻力血管，并可抑制交感神经末梢释放去甲肾上腺素，降低血压。高血压可以激活血管紧张素及还原型辅酶Ⅱ依赖性氧化酶，产生更多的超氧化物，加重体内氧化应激程度，同时，活化的还原型辅酶Ⅱ依赖性氧化酶导致更多的多巴胺能细胞死亡，在PD进展中发挥重要作用。我们推测高血压可能通过以下途径影响PD病理过程：第一，长期高血压，导致小动脉硬化，中脑黑质慢性缺血，进而导致多巴胺细胞凋亡，促进PD的发生。第二，高血压使含氧体内自由基增加，保护性谷胱甘肽减少，线粒体损伤，机体保护性因素减少，加速PD的发生和发展。第三，由于高血压为慢性疾病，长时间的血压增高，对单胺类神

经递质可能产生较大的影响，从而促进PD的发展。以上内容解释了高血压对PD患者的非运动症状（non-motor sympton，NMS）产生影响的病理过程。

八、高胆固醇血症会增加帕金森病的风险吗

研究表明，帕金森病患者的血清总胆固醇（serum total cholesterol，TC）、低密度脂蛋白胆固醇（low density lipoprotein cholesterol，LDL-C）及载脂蛋白B（apoB）水平均显著低于健康人群。这说明了帕金森病患者存在一定程度的血脂代谢异常。黑质色素变淡及路易小体的出现是帕金森病的重要病理改变，载脂蛋白E（apoE）基因在黑质、路易小体内均有表达。临床研究显示，apoE基因多态性与机体的血脂代谢密切相关，apoE基因表达的上调可降低LDL-C、TC的水平。另外，辅酶Q10是神经保护剂，参与线粒体呼吸链的激活和ATP的合成。辅酶Q10的缺乏可影响线粒体的功能，导致多巴胺能神经元的变性、凋亡，促使罹患帕金森病。辅酶Q10与TC有共同的合成途径，辅酶Q10大多包埋在脂蛋白中，TC水平决定了辅酶Q10的浓度，因此，TC水平的降低可增加帕金森病的患病风险。国外的研究也显示，TC水平与帕金森病具有相关性，TC水平的升高可延缓帕金森病病情的进展。研究的结果显示，男性帕金森病患者TC、LDL-C的水平显著低于女性患者，这与罗玲的研究结果一致，这说明男性帕金森病的发病可能与血脂水平存在更大的相关性。因此，低脂血症也可能是帕金森病的伴随症状，但是研究相关性分析结果显示，甘油三酯（triglyceride，TG）与帕金森病病程呈负相关，而其余的血脂指标与帕金森病病程及病情无相关性。这说明 TC、LDL-C更可能是帕金森病的致病因素，而与其病程和病情无关。TG主要来自食物中脂肪的分解，帕金森病患者容易并发胃肠功能障碍，影响食物的摄入和分解，使TG的水平降低。

九、糖尿病对帕金森病发病风险有影响吗

PD与2型糖尿病二者的发病机制存在相关性，包括相似的细胞分子失调途径，如线粒体功能障碍、糖尿病蛋白降解途径障碍、维生素D缺乏、炎症和脂质代谢异常等。另外，环境因素、遗传易患性、流行病学调查均提示二者存在一定的关联。

彭磊等人的研究显示，SH-SY5Y细胞模型经过200 mmol/L葡萄糖处理48小时后，细胞内多巴胺含量减少，提示高血糖水平增加PD的患病风险。de la Monte等人给大鼠输注神经酰胺后发现，大鼠肝脏、脑和血清中的脂质含量增加，导致认知和运动功能受损，同时降低了胰岛素信号转导。Wilson等人的研究也发现糖尿病患者PD的患病概率远高于正常人，糖尿病是PD的一个重要危险因素。Song等人的研究发现，多巴胺能神经元变性可导致PD，同时也可导致代谢性疾病，因此提出可以将多巴胺能神经元的变性作为治疗策略来减弱PD及代谢病的病理改变。

十、高同型半胱氨酸血症会增加帕金森病的发病概率吗

高同型半胱氨酸（Hcy）血症不仅是心脑血管病的独立危险因素，而且对神经退行性疾病的临床症状及预后也有一定的影响。目前研究认为，Tau蛋白磷酸化与痴呆密切相关。部分学者认为，高Hcy血症可通过增加Tau磷酸化，同时增加截断Tau片段，进一步增加Tau聚集，从而导致痴呆的发生。一些学者认为，高Hcy血症可能通过多种机制促进智能降低，包括脑微血管病、内皮功能障碍、氧化应激、神经毒性和细胞凋亡等。左旋多巴-苄丝肼是治疗帕金森病最有效的药物。有一部分左旋多巴-苄丝肼经儿茶酚-O-甲基转移酶（COMT）甲基化，转变为3-甲氧基多巴，代谢过程消耗较多的COMT，而COMT反应中的甲基主要来自食物中的蛋氨酸，而Hcy是蛋氨酸去甲基后的形成产物，故在左旋多巴-苄丝肼的代谢过程中，Hcy也逐渐产生。

正常情况下人体内含有少量Hcy，但是只有2%为还原型，主要通过叶酸循环途径来转化，而叶酸循环必不可少的辅助因子就包括维生素B_{12}。部分研究提示，帕金森病患者叶酸、维生素B_{12}水平较正常人群降低。但亦有研究提示，帕金森病及帕金森病痴呆患者叶酸、维生素B_{12}水平较正常人群无明显改变。研究未提示帕金森病患者叶酸及维生素B_{12}较正常老年人有明显改变。研究提示Hcy增高并非由于叶酸、维生素B_{12}降低，故给予外源性叶酸、维生素B_{12}可能无益于帕金森病、帕金森病痴呆的防治。

十一、肥胖与帕金森病有联系吗

PD患者常存在糖耐量异常，其可能是PD的一个危险因素，且可能与肥胖密切相关，但它们的关系目前尚不明确。有人认为糖耐量异常可能在PD发生前就存在，也有研究者认为使用左旋多巴后糖耐量异常会变得明显。PD患者中超重患者血脂异常发生率为52.2%、高血压发生率为28.3%、糖耐量异常发生率为17.5%。一项小型研究表明使用左旋多巴的PD患者血浆中游离脂肪酸、血糖、生长激素、皮质醇含量比同龄健康对照组含量高，差异有统计学意义。使用左旋多巴引起的代谢紊乱并未增加脂肪氧化，但葡萄糖氧化水平减少，因此空腹血糖升高。PD患者中体重改变和糖耐量异常/糖尿病之间的关联及其对预后的影响目前尚不明确，但仍然推荐常规筛查糖耐量。多巴胺受体激动剂，如普拉克索，可通过改善食欲和抑郁状态导致PD患者体重增加。除此之外，异常的神经内分泌调节（例如促肾上腺皮质激素释放激素和食欲素相关信号传导通路）被认为在诱导体重增加方面可发挥作用。

十二、脑血管病与帕金森病有关联吗

高血压与PD伴脑白质损害（white matter lesion，WML）患者的运动功能下降有明显相关性，其中2级高血压和3级高血压是影响PD的独立危险因素。芬兰一项包括59 540例受试者的研究结果显示，高血压可增加PD发生的风险。日本的另一项研究结果显示，PD患者合并有高血压时，可能会导致各种不良症状，在未来对此类患者的重要治疗手段之一，可能是有效控制高血压。但是高血压与PD的关系仍存在争议，有些研究认为，与普通人群相比，PD患者的高血压发生率更低。而另外一些研究结果显示，PD患者的高血压发生率与普通人群相比无明显差异。另外，高血压与WML的关系也是目前的关注热点。一项基于荷兰老年人群的队列研究结果显示，高血压是WML的一项重要危险因素，与WML的进展明显相关，同时治疗高血压可以有效控制WML的进展。另外，有研究结果显示，年龄>50岁的人群中，高血压患者WML的体积明显大于无高血压者。另外有一些研究认为，WML能够对PD患者的运动功能产生影响。Malek等人发现，WML与PD患者的运动功能障碍症状相关，特别是姿势步态障碍。一项意大利的研究显示，PD的运动功能障碍受多种因素影响，而患者合并的WML可能会对其轴向运动产生影响。Kotgel等人的研究结果则显示，额叶的WML与PD患者运动功能障碍的逐渐发展相关。而WML与PD患者静止性震颤的关系，在最近中国的一项研究中也被证实。

目前认为，PD的重要病理特征是黑质多巴胺能神经元的损失，尤其是在黑质致密区。这个区域中，多巴胺能神经元的中度到重度的损失可能与PD的运动症状相关，特别是运动迟缓和肌张力增高。由于导致多巴胺能神经元选择性死亡的发病机制还不清楚，因此将高血压与PD联系起来的机制只能是推测性的。一方面，长期血压升高可引起WML，并且与WML的体积增大相关。而WML与PD的运动功能障碍相关，尤其是位于脑室周围和大脑半球或幕下区的WML，即在患者纹状体多巴胺转运体结合的区域。而WML可能促进黑质纹状体多巴胺的终端损耗，这可能对PD的病情进展产生叠加作用。另一方面，慢性高血压会造成脑血流自动调节紊乱及血管病变，引起脑低灌注。而脑低灌注会导致纹状体多巴胺水平降低，脑低灌注及脑血管病变可能协同影响PD的神经退行性改变。另外，有研究显示，血管紧张素Ⅱ可直接引起多巴胺神经元的凋亡，这也可能是高血压影响PD进展的其中一种机制。

十三、脑外伤对帕金森病发病有影响吗

脑外伤与PD的关系一直存在争论。由于对脑外伤的定义方法及研究设计方法的不同，各项研究之间存在很大差异。Stern等人发现脑外伤者发生PD的危险性显著高于无脑外伤史者。但荷兰的一项以人群为基础的病例对照研究没能证实脑外伤与PD之间的相关性。Willians等人以病史记录为基础的前瞻性研究亦不支持脑外伤与PD相关。

我国郭素良等人的研究发现有脑部创伤史者发生PD的危险度会显著增加。脑外伤暴露率低，但研究样本量小，统计学效能难以达到，以及回忆偏倚是此方面研究的主要缺陷。二者间确切的关系有待进一步研究。

十四、吸烟对帕金森病有影响吗

吸烟与PD关系的研究是近几年研究的热点。医学界在关于吸烟与健康的前瞻性研究中意外发现，吸烟人群患PD的概率低于非吸烟人群。近年来，关于吸烟与PD关系的研究有很多，实验证实，烟碱可减少对老化、损伤、开诱导的多巴胺能神经元的损害，保护多巴胺能神经元。烟碱是一种对中枢神经系统有兴奋作用的生物碱，其可通过烟碱受体作用于中枢神经系统，使多巴胺的释放量增加。有研究在大鼠脑内立体注射建立模型，连续观察术前一周开始分别给予被动吸烟和腹腔注射尼古丁对阿扑吗啡诱发的旋转行为、纹状体多巴胺的含量和黑质酪氨酸氢化酶阳性神经细胞数目的影响。结果发现，被动吸烟和腹腔注射尼古丁的大鼠的旋转行为明显减少，受损侧纹状体多巴胺含量和黑质酪氨酸经化酶阳性神经元的数目均较正常对照组增高，可见烟草成分能减轻对黑质多巴胺神经元的损伤。

流行病学分析显示，吸烟对预防PD有一定的作用，且随着吸烟量的增加保护作用也增强。Grandinetti等人对8 006名男性进行了长达26年的前瞻性队列研究，结果显示吸烟人群的PD发病率显著低于非吸烟人群，且与吸烟量呈明显的剂量反应关系。Hernan等人同时对男性和女性分别进行的20年的前瞻性队列研究发现，在两个队列中，随着戒烟时间的延长，吸烟与PD间的负性相关强度减弱，在吸烟者中，随着每天吸烟量、吸烟年数的增加，吸烟与PD间的正性相关强度增加。

十六、饮酒与帕金森病有关联吗

饮酒与PD的关系目前尚无定论，多数研究认为，二者间无显著性关联。有研究表明，饮酒者发生PD的危险度较低，似乎提示饮酒对此有一定的保护作用。但是，多因素分析中未能进入条件回归模型，因此，饮酒与PD之间的确切关系有待进一步的研究。

十七、睡眠障碍与帕金森病发病风险有关吗

研究发现PD的非运动症状中有64%为睡眠障碍，引起睡眠障碍的原因有很多

种，可能主要与疾病损伤睡眠中枢、药物副作用、心理状态等有关。研究表明，帕金森病患者左旋多巴等效日剂量、匹兹堡睡眠质量指数（pittsburgh sleep quality index，PSQI）及汉密尔顿抑郁量表（Hamilton depression scale，HAMD）评分均明显高于无睡眠障碍患者，自主神经症状量表（SCOPA-AUT）评分明显低于无睡眠障碍患者，说明左旋多巴等效日剂量、帕金森病病程、抑郁程度、神经功能紊乱等与睡眠障碍有关。多巴胺能药物对睡眠、觉醒机制有双向的调节作用，低剂量能改善睡眠，高剂量能影响睡眠觉醒周期。随着帕金森病情的发展，多巴胺能神经元丢失越严重，越易引起失眠。另外，排尿障碍、胃肠功能紊乱等也会降低睡眠质量。抑郁状态也会引发失眠，这可能与脑脊液中5-羟色胺（5-HT）显著减少等相关。睡眠障碍影响患者的生活质量，临床治疗中要采取个体化治疗方案及心理疗法，积极鼓励患者养成乐观的心态，以期改善睡眠状态。

十八、受教育程度与帕金森病有关系吗

PD与受教育程度的关系目前尚无定论。董建群等人的研究显示，PD组受教育程度高于正常对照组。西安地区采用多级分层整群的抽样方法，调查55岁以上老年人患PD的流行状况，发现随着文化程度的升高，男性PD患病率随之降低，而女性患病率无显著性变化。随着受教育年数的增多，PD患病的危险性下降。受教育程度与PD之间的确切关系有待进一步的研究。

十九、工作类型与帕金森病有什么关系

以往的研究显示PD与职业有关，且大多认为务农是PD发生的一个危险职业。该结论的得出往往同该职业人群暴露于农村作业环境，接触或使用杀虫剂、除草剂有关。研究得到的结果与该结论一致。单因素分析结果显示，以农民为参照，同其他职业人群比较，从事其他职业的人群，如工人、军人，特别是从事脑力工作的劳动者，如科研人员、教师或医务人员及个体或文体工作者，患PD的危险度仅为农民的27%。尽管职业因素同PD有关，但未能在控制其他因素的多因素分析中得到证实。职业与受教育程度是与PD密切相关的变量因素。

二十、性别与帕金森病发病有关吗

流行病学研究发现，PD的患病率有性别差异，男性明显高于女性。在中枢神经系统内，雌激素可能通过多种机制发挥神经保护作用，但其确切作用机制尚不十分清楚。男性农民多在农业环境中工作，导致职业暴露。因此，该病的性别差异，是归咎于男性更多的农业职业暴露，还是因为雌激素对女性的作用，或二者皆有，仍有待进一步探讨。

二十一、抑郁症与帕金森病有什么关系

帕金森病伴抑郁症患者的脑脊液及血浆中的5-羟色胺水平显著低于健康者，若5-羟色胺神经元受到损伤，则会间接抑制机体纹状体多巴胺的分泌及释放，导致多巴胺含量明显降低，继而诱导引发机体抑郁症状。

二十二、幽门螺杆菌与帕金森病有联系吗

帕金森病是一种渐进性神经变性疾病，是由多巴胺能神经元在黑质致密部的缺失引起的。PD是病因未明的、复杂的、涉及系统性的疾病。然而，近年的研究发现，感染在PD的病因中起着重要作用，例如巨细胞病毒、EB病毒、单纯疱疹病毒1和小肠幽门螺杆菌（helicobacter pylori，HP）过度生长。

幽门螺杆菌是胃上皮管腔表面的革兰氏阴性杆菌，1983年首次从慢性活动性胃炎患者的胃黏膜活检组织中分离出来。幽门螺杆菌诱导黏膜下层慢性炎症的发生，通常1岁以内小儿容易感染，且感染会持续存在，除非采取治疗措施。

最初发现幽门螺杆菌会导致胃炎、消化性溃疡和胃癌。然而，随后的研究揭示，幽门螺杆菌与其他系统的疾病也密切相关，例如神经系统疾病（PD、脑卒中和阿尔茨海默病）、心血管疾病（缺血性心脏疾病）、肥胖和皮肤病、血液系统疾病（特发性血小板减少性紫癜和缺铁性贫血）。

1. PD患者幽门螺杆菌感染患病率

许多研究发现PD患者幽门螺杆菌感染患病率高。Dobbs等人发现105例PD患者

中，48%的患者尿素呼气试验呈阳性。一些病例对照研究显示PD患者与正常人群比较，幽门螺杆菌抗体高5倍，多见于年龄>80岁的PD患者。另一项研究也发现，PD组的幽门螺杆菌试验阳性率比健康对照组高3倍。

2. PD和幽门螺杆菌

PD和胃溃疡的关系首先报道于1960年。早期研究发现PD患者的胃溃疡发生率较高，因此胃溃疡首先被描述为PD的独立相关因素，胃肠道症状被考虑为PD患者的症状之一，提示胃炎和运动徐缓可同时在PD患者中出现。多项研究发现PD和幽门螺杆菌感染之间存在关系，提出幽门螺杆菌感染有可能导致PD。

一项研究提出局部的大脑炎症反应通常不发出信号，而全身炎症反应能与大脑免疫系统联系。这种联系方式包括免疫细胞、抗体或者炎症性产物破坏血脑屏障，刺激周围传入神经包括迷走神经，活化神经小胶质细胞（大脑的定居吞噬细胞）。因此，该研究者提出幽门螺杆菌感染后能刺激迷走神经，外周感染能增加交通和信号传达至大脑，活化黑质中小胶质细胞，分泌肿瘤坏死因子-α（tumor necrosis factor-α，TNF-α），多巴胺神经元表达TNF-α受体，调节细胞凋亡通道的核因子-κB（nuclear factor kappa B，NF-κB），使基底神经节和脑脊液中白介素-1β（interleukin，IL-1β）、IL-6浓度增加，刺激细胞毒性T细胞表达，促使黑质多巴胺能神经元变性，加重PD的发展。

有研究报道指出，幽门螺杆菌可能经口、鼻吸入，或循环血单核细胞运输通过血脑屏障引起神经细胞凋亡导致PD发病。

二十三、感染在帕金森病发病中起作用吗

1. 流感病毒和PD

1918年甲型H1N1型流感病毒引起流感大流行，病毒进入中枢神经系统（CNS）引起嗜睡性脑炎（又称冯吉森脑炎），随后爆发了脑炎后PD。此后，人们开始探索流感病毒和PD之间的联系。流感病毒被认为是PD直接或间接的病因。支持两者相关的证据如下：①免疫组化发现甲型H1N1型（A/WSN/33）流感病毒抗体存在于病毒感染的小鼠和PD患者大脑黑质中，病毒抗体定位于神经元胞体和轴突。

②1918年甲型H1N1型流感大流行后PD患病率增高。③1918年流感大流行期间出生的人比1888年之前或1924年以后出生的人患PD的风险高2～3倍。④教师、医务人员等经常暴露于包括流感病毒在内的呼吸道病毒感染的环境中，因此患PD的风险更高。⑤Toovey等人进行的大型回顾性研究，分析了3 976例原发性PD和18 336例帕金森综合征，研究表明流感病毒和PD症状（如震颤）有关。

虽然有大量证据支持流感病毒与PD相关，但这仍然是有争议的。除流感病毒外，还有其他多种病毒（如肠道病毒、疱疹病毒、日本脑炎病毒等）可引起嗜睡性脑炎及脑炎后PD。目前为止，用逆转录–聚合酶链反应（reverse transcription–polymerase chain reaction，RT–PCR）没有从脑炎后PD患者脑组织及黑质中分离出流感病毒核苷酸序列，也没有发现甲型H1N1型流感病毒存在嗜神经突变。

2. 疱疹病毒和PD

疱疹病毒是一类具有包膜的双链DNA病毒，能在人体内引起增殖性感染和潜伏性感染。目前认为与PD相关的疱疹病毒主要是单纯疱疹病毒（HSV）和EB病毒（EBV）。HSV和EBV都具有嗜神经性，能侵入CNS引起脑炎和脑炎后PD。

HSV有HSV–1和HSV–2两个血清型，初次感染常无临床症状，但常转变为潜伏感染。HSV–1潜伏于三叉神经节、颈上神经节及迷走神经节内，HSV–2则潜伏于骶神经节。当受到外界刺激或宿主免疫力下降时，病毒再次激活，经神经干逆行感染CNS，引起HSV性脑炎及脑炎后PD。已有HSV脑炎患者表现出PD症状，MRI显示孤立的黑质损伤。20世纪80年代初，多个试验研究发现PD患者血清HSV抗体水平明显高于健康对照组，小部分患者和对照脑脊液也有低水平的病毒抗体。另外，家兔一侧眼角膜接种HSV病毒后表现出PD症状，再用放射性配体技术测定中脑及纹状体多巴胺受体，发现中脑黑质多巴胺D2受体（Bmax）显著下降，表明HSV感染可影响多巴胺D2受体。最近，Carter发现HSV可结合多种蛋白并影响宿主多种基因表达，形成了包含1 347个宿主基因在内的病原体/宿主相互作用模式，这些基因在包括PD在内的多种退行性病变的易感基因中富集。虽然大量证据认为HSV与PD发病相关，但这仍然是有争议的。Hemling等人对确诊PD患者及正常对照组人群脑组织进行聚合酶链式反应（polymerase chain reaction，PCR），发现病例组和对照组

HSV-1、水痘-带状疱疹病毒（varicella zoster virus，VZV）阳性率无显著差异，不能说明二者相关。

另一个被认为与PD相关的病毒是EBV，EBV是一种嗜B淋巴细胞的DNA病毒，主要引起传染性单核细胞增多症和某些淋巴增生性疾病。目前至少有5例EBV病毒引起的嗜睡性脑炎及脑炎后帕金森症被报道。患者年龄在5～35岁，除有发热、头痛、呕吐、嗜睡等脑炎表现外，还表现出伴震颤的运动不能强直症状。脑脊液均有炎症反应，以淋巴细胞为主的白细胞数增多，蛋白轻度增加，脑脊液及血清检测出EBV抗体阳性，所有病例均排除毒素MTPT、药物、遗传等其他继发性帕金森症的病因。其中1例患者脑脊液PCR检测出EBV DNA，3例患者MRI无明显异常，1例MRI显示基底节坏死，而另1例显示孤立的黑质损伤，表明EBV可能通过特殊机制特异地损伤黑质神经元。有趣的是，这些病例经多巴胺、抗病毒及激素治疗后，帕金森病症状均被完全逆转。

3. 黄病毒和PD

黄病毒属是一大群具有包膜的单正链RNA病毒，主要通过吸血的节肢动物（蚊、蜱、白蛉等）传播而引起感染，有嗜神经性。目前认为与PD相关的黄病毒为日本脑炎病毒、西尼罗病毒、圣路易斯脑炎病毒。

日本脑炎病毒（Japan JEV）又称乙型脑炎病毒，具有强嗜神经性，可引起流行性乙型脑炎，又称日本脑炎。该病毒于1935年首先在日本乙脑患者脑组织中分离获得，乙脑临床表现多为高热、意识障碍、抽搐、病理反射及脑膜刺激征，病变部位主要在大脑皮层、丘脑、脑干、脊髓。早在1993年，已有学者发现JEV与PD有关。Pradhan等人观察了一次乙脑流行累及的52例患者，所有人均通过血清学诊断，其中5例MRI表现为孤立的黑质损伤，患者急性期以脑炎为主要表现，急性期过后PD症状开始明显。Ogata等人建立了JEV诱导的PD小鼠模型，发现了二者相关的直接证据。JEV感染的大鼠表现出明显的运动迟缓，给予左旋多巴治疗后症状显著改善，主要病理变化为局限于黑质致密部的神经元丧失和神经胶质增生，但RT-PCR技术未在任何脑区检测出JEV RNA。

西尼罗病毒和圣路易斯脑炎病毒主要在西方国家流行，在我国尚未发现感染病例。西尼罗病毒颅内感染表现包括脑膜炎、脑炎、脊髓灰质炎样急性迟缓性麻痹，也有部分患者表现出PD症状。同样地，圣路易斯脑炎患者也被报道有PD症状，且有2例患者MRI T2加权像表现为孤立的黑质高信号。然而，相关研究未在脑炎后PD及原发性PD患者血清及脑脊液中检测出虫媒病毒抗体。

4．人类免疫缺陷病毒和PD

人类免疫缺陷病毒（human immunodeficiency virus，HIV）是一种逆转录病毒，损伤人体免疫系统细胞，引起获得性免疫缺陷综合征（acquired immunodeficiency syndrome，AIDS）。虽然HIV不是嗜神经病毒，但它可进入CNS并在其中复制，引起HIV相关的CNS功能障碍。其可归因于HIV-1感染及各种继发的机会感染。HIV诱导的神经系统并发症包括HIV相关的神经认知障碍、HIV远端感觉神经病和HIV空泡性脊髓病。2%～3%的HIV感染者有运动障碍表现。甚至，有前瞻性研究认为5%～44%的HIV患者有PD症状，症状特点为姿势步态障碍出现较早，对称的运动迟缓和强直，常无静止性震颤。HIV通过影响黑质纹状体的多巴胺系统，引起获得性免疫缺陷综合征相关性痴呆和PD症状。Obermann等人发现HIV感染者脑脊液多巴胺含量降低，黑质神经元丧失。Kumar等人也发现HIV感染者不同脑区多巴胺水平比阴性对照组低2%～53%，而黑质多巴胺水平低45%，说明HIV对黑质有亲和力。另外，HIV感染者黑质的酪氨酸羟化酶（TH）和多巴胺转运蛋白（DAT）显著下降，TH是多巴胺合成的限速酶，在PD过程中可引起一系列异常改变。HIV被认为是PD的病因之一。

5．肠道病毒和PD

肠道病毒属小RNA病毒科，包括脊髓灰质炎病毒、柯萨奇病毒、人肠道致细胞病变孤儿病毒（简称埃可病毒）及新型肠道病毒共71个血清型。目前发现与PD相关的是柯萨奇病毒和脊髓灰质炎病毒。

Cree等人报道了一例有嗜睡性脑炎及脑炎后PD表现的柯萨奇B4型脑膜脑炎患者，MRI显示黑质高信号，尸检结果显示黑质坏死，色素细胞完全丧失，大量巨噬细胞聚集，而其他脑区未发现异常，MRI结果与尸检病理相符合。不久前，Dourmashkin等人在EL脑炎和脑炎后PD患者脑组织中发现27 nm的病毒颗粒，同时在接种了柯萨奇病毒和脊髓灰质炎病毒的细胞培养物中，也发现了类似的病毒颗粒。为证实病毒颗粒来源，他们对患者脑组织进行PCR，检测出与人肠道病毒有95%同源性的病毒序列。这些证据表明引起脑炎后PD的病原体可能是肠道病毒。脊髓灰质炎病毒也被认为与PD病因相关，小儿麻痹症患者被报道同时有脊髓前角细胞和黑质损害。也有报道称脊髓灰质炎疫苗可引起黑质损伤。

6. 其他病毒

许多病毒也被认为与PD发病相关，如博尔纳病病毒、丙型肝炎病毒（HCV）、人类嗜T细胞病毒（HTLV）、麻疹病毒、冠状病毒、烟草花叶病毒等。

病毒感染与PD发病的可能机制随着年龄的增长，氧化应激反应增加而神经营养因子受损，加上能量代谢降低及血脑屏障退化，在衰老过程中CNS更易受到病毒侵害。病毒进入CNS可直接损伤神经元，也可引起一系列的慢性损伤诱导或促进PD发病。为了清除病毒，宿主免疫应答激活，这一方面可抑制病毒复制，但释放的炎症因子也可造成神经元不可逆的损伤。大量证据表明病毒及其产物可引起α-突触核蛋白聚集、氧化应激增加、异常自噬、神经元细胞凋亡等退行性病变，而这些过程在PD发病中至关重要。

二十四、重金属超标会增加帕金森病发病风险吗

有专家认为帕金森病是由环境因素和遗传因素综合导致的，近几年的研究发现，其发病与重金属（如铅、锰、铜、铁等）的暴露有密切关系。PD是一种可长期潜伏、缓慢积累的慢性疾病，有研究表明，长期接触重金属20年以上的人会表现出一定的PD症状，故长期接触重金属的人群患PD的概率明显高于一般人，所以PD成为中老年神经系统变性疾病。并且有尸检结果证实PD患者脑内的锰、铁等重金属含量明显增加。锰作为机体必需的微量元素有着调节脂肪、蛋白质等的重要作用，在维护机体免疫功能、代谢碳水化合物等方面也有着重要的作用。慢性的锰中毒会对椎外体系的神经中枢系统造成重大的损伤，与帕金森病的氧化应激、线粒体功能的干扰有很大的关系，过量地摄入锰会增加PD的发病危险，造成精神障碍，如情绪不稳、暴力、幻觉，病情发展会出现肌肉僵硬、紧张、颤抖等表现。铅的过量摄入会

对中枢和周围神经系统造成伤害，其亲神经的特性能够与细胞膜和线粒体相结合，抑制乙酰胆碱酶等的产生，与帕金森病密切相关。铁在人体中的含量丰富，具有维持大脑细胞正常功能、构成硫化亚铁酶、合成多巴胺的重要作用，但是铁过量也会引起毒性反应，导致PD。机体另一种必需的微量金属元素是铜，机体中十多种酶中都存在着一价和二价的铜离子，在体内以电子载体和氧色素的方式参与体内物质和能量的代谢，所以铜的缺乏可导致机体酶活性下降进而形成氧化还原反应障碍，机体内氧自由基的清除率降低，剩余量过多损伤神经元。由于帕金森病短期接触重金属临床表现不明显，所以其防护尤为重要，在重金属污染严重的地区应该加强管理，尽最大努力降低帕金森病的发病概率。

二十五、听力下降会增加患帕金森病风险吗

帕金森病患者存在一定的纯音听阈异常。以往的研究指出，帕金森病患者具有明显的听觉障碍及言语障碍（包括嗓音障碍），有报告称接近90%的帕金森病患者存在不同程度的言语障碍。

帕金森病是一种神经系统退行性疾病，对神经系统多部位均有损害。身体感觉系统包括特殊感觉，如嗅觉、听觉等，躯体感觉如痛温觉、本体感觉、构象等都会受到损伤。帕金森病患者在执行任务中过度依赖进行中的视觉信息，提示帕金森病患者很可能存在本体感觉缺陷。体感诱发电位研究、前脉冲抑制研究和事件相关电位研究也都支持帕金森病患者中枢感觉运动整合异常的假设。神经生理学研究发现，感觉运动整合不仅发生在外周感觉传入水平，同时也和中枢对感觉输入处理的异常有关。基底节可能是大脑的感觉信息和运动衔接和滤过的地方，而帕金森病患者，基底节不能滤过一些不相关的信息，从而导致患者无法意识到自己的运动幅度不准确、自主运动困难。根据以上结果，有研究者认为帕金森病患者的运动幅度减小主要是由感觉信息反馈过程异常造成的。

（梅志忠）

第五章

帕金森病的临床表现和自然进程

第一节 帕金森病的临床表现

帕金森病的病理变化往往在临床症状出现前30年就已出现。该病起病缓慢或隐匿，患者及家人常说不清何时起病，也很难确切说出首发症状。首发症状通常是一侧肢体的震颤或活动笨拙，进而累及对侧肢体。临床上主要表现为静止性震颤、肌强直、运动迟缓和姿势步态障碍。近年来，人们越来越多地注意到抑郁、便秘和睡眠障碍等非运动症状也是帕金森病患者常见的主诉，这些非运动症状对患者生活质量的影响甚至超过了运动症状。患者常因肢体的震颤或活动笨拙而就诊，也有部分患者因为出现精神行为的异常而前来就医。随着全社会对帕金森病的了解增加，更有部分患者因自我察觉非运动症状而前来就诊。

一、运动症状

（一）静止性震颤

约70%的帕金森病患者以震颤为首发症状，震颤多始于一侧上肢远端，静止时出现或变得明显，随意运动时减轻或停止，精神紧张时加剧，入睡后消失。手部静止性震颤在行走时加重。典型的表现是频率为4～6 Hz的"搓丸样"震颤，部分患者可合并姿势性震颤。患者典型的主诉为："我的一只手经常抖动，越是放着不动越抖得厉害，干活拿东西的时候反而不抖了。遇到生人或激动的时候也抖得厉害，睡着了就不抖了。"

（二）肌强直

检查活动帕金森病患者的肢体、颈部或躯干时可觉察到有明显的阻力，这种阻力的增加呈现各方向均匀一致的特点，类似弯曲软铅管的感觉，故称"铅管样强直"（lead-pipe rigidity）。患者合并有肢体震颤时，可在均匀阻力中出现断续停顿，如转动齿轮，故称"齿轮样强直"（cogwheel rigidity）。患者典型的主诉为"我的肢体发僵发硬"。在疾病的早期，有时肌强直不易察觉，此时可让患者主动活动一侧肢体，被动活动的患侧肢体肌张力会增加。

（三）运动迟缓

运动迟缓（bradykinesia）指动作变慢，始动困难，主动运动丧失。帕金森病患者的运动幅度会减少，尤其是重复运动时。根据受累部位的不同，运动迟缓可表现在多个方面。面部表情动作减少，表现出"面具脸"（masked face）。说话声音单调、低沉，吐字欠清，写字可变慢、变小，表现出"小写征"（micrographia）。洗漱、穿衣和其他精细动作变得笨拙，不灵活。行走速度变慢，常曳行，手臂摆动幅度会逐渐减少甚至消失，步距变小。因不能主动吞咽导致唾液不能咽下而出现流涎。夜间可出现翻身困难。在疾病的早期，患者常常将运动迟缓误认为是无力，且常因一侧肢体的酸胀无力而被误诊为脑血管疾病或颈椎病。因此，当患者缓慢出现一侧肢体无力，且伴有肌张力的增高时应警惕患帕金森病的可能。早期患者典型的主诉为："我最近发现自己的右手（或左手）使不上劲儿，不如以前利落，写字不像以前那么漂亮了，打鸡蛋的时候觉得右手不听使唤，不如另一只手灵活。走路的时候觉得右腿（或左腿）发沉，似乎有点拖拉。"

（四）姿势步态障碍

姿势反射消失往往在疾病的中晚期出现，帕金森病患者不易维持身体的平衡，行走在稍不平整的路面上即有可能跌倒。患者典型的主诉为："我很怕自己一个人走路，别人稍一碰我或路上有个小石子都能把我绊倒，最近我摔了好几次了，以至于我现在走路很小心。"姿势反射可通过后拉试验来检测。检查者站在患者的背后，嘱患者做好准备后牵拉其双肩。正常人能在后退一步即恢复正常直立，而姿势反射消失的患者往往要后退三步以上或是需要人搀扶才能直立。帕金森病患者行走时常常会越走越快，不易止步，出现慌张步态（festinating gait）。患者典型的主诉为："我经常越走越快，止不住步。"晚期帕金森病患者可出现冻结现象，表现为行走时突然出现短暂的不能迈步，双足似乎粘在地上，须停顿数秒后才能继续前行或无法再次启动。冻结现象常见于开始行走（始动困难）、转身、接近目标时，或担心不能越过已知的障碍物时，如穿过旋转门。患者典型的主诉为："起身刚要走路时常要停顿几秒才能走动，有时候走着走着突然就迈不开步了，尤其是在转弯或是看见前面有东西挡着路的时候。"

二、非运动症状

帕金森病患者除了有震颤和行动迟缓等运动症状外，还可出现睡眠障碍、情绪障碍、认知功能障碍等非运动症状。

（一）睡眠障碍

接近80%的帕金森病患者会有不同程度的睡眠障碍，包括失眠、频繁醒来、睡眠呼吸暂停、快速眼动（REM）睡眠行为障碍、周期性肢体运动障碍和白天过度嗜睡等。

（二）疼痛

35%～80%的帕金森病患者会有疼痛的经历。这一统计数据有相当大的变动，因为主观描述的疼痛尚缺乏标准的定义和统一的评估工具。但不可否认，帕金森病的疼痛会影响一个人的日常生活和工作。

（三）情绪障碍

情绪障碍在帕金森病中算是一个比较常见的问题，不仅会加剧疾病的症状，还会造成其他的身心症状。其中，帕金森病抑郁很常见，33%～50%的患者有此病症。抑郁会增加残疾，使生活质量恶化，增加照顾者的压力和整体医疗费用。

（四）胃肠道问题

胃肠道问题已被公认为帕金森病的一部分症状，包括牙齿的恶化、唾液过多、吞咽困难、胃肠道排空缓慢以及便秘。詹姆斯·帕金森第一次描述这种情况是在1817年，他提到了流口水、吞咽困难、便秘是本病表现出的一部分症状。但以往人们很少关注这些问题。

（五）认知功能障碍

24%～31%的帕金森病患者会出现痴呆，随着年龄的增大，出现痴呆的风险也会增加。

某些药物，比如镇静剂、抗胆碱药会导致一些老年人出现类似的症状，而在医生指导下停药后，记忆功能可获得明显改善。其他缺乏维生素（特别是维生素

B_{12}）、罹患肿瘤或其他类型的老年痴呆症，如阿尔茨海默病及中风后痴呆的患者，都可能有此表现。

（六）情感障碍

随着病情进展，帕金森病患者活动能力明显下降。这可能部分是运动障碍造成的，也可能是帕金森病常见的非运动症状——冷漠症状导致的。据估计，40%～45%的帕金森病患者有冷漠症状。

（七）嗅觉障碍

嗅觉障碍是指嗅觉丧失，超过95%的帕金森病患者有此现象，甚至超过了静止性震颤发生的比例。这并不是说，所有患嗅觉障碍的人都有帕金森病，其他疾病如鼻窦疾病、病毒感染和创伤等都会造成嗅觉障碍。

第二节　帕金森病的自然进程

一、帕金森病的病程

帕金森病通常隐匿起病，进行性加重，病理生理进程在帕金森病出现临床症状前15～20年就已经开始，包括临床前期和临床前驱期，表现为影像学或标志物异常和非运动症状。根据2014年由中华医学会神经病学分会帕金森病及运动障碍学组制订的《中国帕金森病治疗指南（第三版）》标准，帕金森病的病程可分为早期和中晚期两个阶段，即将Hoehn-Yahr 1～2.5级定义为早期，Hoehn-Yahr 3～5级定义为中晚期。

二、如何判别帕金森病的严重程度

帕金森病诊断的严重程度主要根据症状评估。目前常用的评估量表有Hoehn-Yahr分级和统一帕金森病评定量表。

Hoehn-Yahr分级是临床应用广泛的评估帕金森病患者疾病严重程度的量表。最早是由医生Melvin Yahr和Margaret Hoehn于1967年共同提出的，分级的命名也由此而来。其临床应用方便，评估简单快速，就算是非运动障碍的专科医生也可以使用此量表。

经过30多年的临床实践，全球专家一致同意以此量表为基础进一步完善更新相关内容，2004年新版标准出炉了，它在原有基础上增加了1.5级和2.5级两个级别，以更符合患者的实际情况。修订后的Hoehn-Yahr分级为：

0级 = 无疾病体征。

1级 = 单侧肢体症状。

1.5级 = 单侧肢体+躯干症状。

2级 = 双侧肢体症状，无平衡障碍。

2.5级 = 轻度双侧肢体症状，后拉试验可恢复。

3级 = 轻至中度双侧肢体症状，平衡障碍，保留独立能力。

4级 = 严重障碍，在无协助的情况下仍能行走或站立。

5级 = 患者限制在轮椅或床上，需人照料。

（一）帕金森病早期

通常，Hoehn-Yahr 1～2.5级为帕金森病的早期阶段，以药物治疗为主。如果是药物无法控制的震颤，早期阶段也可以考虑手术治疗。

（二）帕金森病中晚期

Hoehn-Yahr 3级以上为帕金森病的中晚期阶段，以药物治疗为主，若同时伴有药物引起的运动并发症，则可考虑手术治疗。5级时已错过最佳手术时机，药物和手术的治疗效果差，此时要加强护理，预防食物误吸、呛咳、褥疮等并发症。

三、帕金森病的发展阶段

帕金森病可以分为临床前期（有分子或影像学标志物表现）、运动前期（有非运动症状表现）和运动期（其表现只是帕金森病的冰山一角）。而研发强大的生物标志物并确定运动前期非运动症状的具体预测尤为重要。临床上，统一帕金森病评定量表广泛用于帕金森病的发展状态评定。

（黄晓芸）

● **参考文献**

[1] 于永鹏，迟相林. 帕金森病运动前期的概念、定义、临床表现及预警筛查策略 [J]. 中华脑科
    疾病与康复杂志（电子版），2015，5（1）：35-40.

[2] JOHNSON W M，YAO C，SIEDLAK S L，et al. Glutaredoxin deficiency exacerbates
    neurodegeneration in C. elegans models of Parkinson's disease [J]. Human Molecufar Genetics,
    2015, 24（5）：1322-1335.

第六章

轻度认知功能障碍和帕金森病的联系

一、什么是轻度认知功能障碍

轻度认知功能障碍（mild cognitive impairment，MCI）是介于正常衰老和痴呆之间的一种中间状态，是一种认知障碍症候群。一般情况下，随着年龄的增长，老年人的认知功能将不可避免地出现衰退，此间发生不同的生理和病理过程，形成不同的老年认知状态。轻度认知功能障碍是相对于年龄和教育程度的记忆或其他认知功能的减退，不足以诊断为痴呆，且日常生活能力完好的一种亚临床状态，是介于正常老龄和痴呆间的一个过渡阶段。

二、轻度认知功能障碍的患病率高吗

目前我国华北地区60岁以上老年人轻度认知功能障碍的患病率为8.08%，国外研究老年人人群痴呆患病率为3%～18%，我国痴呆患病率60岁以上人群为0.75%～4.69%。由此可见，轻度认知功能障碍的患病率明显高于痴呆。研究已表明，轻度认知功能障碍是老年性痴呆的前驱阶段，每年有10%～15%的人群转化为痴呆，6年后可高达80%，而正常老年人每年仅有1%～2%转化为痴呆，因此，轻度认知功能障碍具有发展为痴呆的高度风险。

三、轻度认知功能障碍的临床表现有哪些

轻度认知功能障碍的临床表现为记忆力、语言功能、注意力、执行功能、视空间结构功能或计算能力的减退。在这些不同的认知领域中，记忆力减退为最主要也是最常见的临床表现，尤其是近期记忆力减退明显，表现为丢三落四、说完就忘、同一问题反复提问、学习新知识困难，而远期记忆可相对保存完整，表现为十多年甚至几十年前的事都记得清清楚楚。同时，尚可伴有情感障碍，如抑郁、焦虑、易激惹等。临床影像学表现为头颅磁共振成像检查显示海马、内嗅皮层萎缩明显，且海马萎缩的程度预示病程进展，海马的萎缩越明显，发展为痴呆的可能性就越大。

四、轻度认知功能障碍有哪些类型

轻度认知功能障碍可以分为不同类型，即遗忘型和非遗忘型。遗忘型多半会发展为阿尔茨海默病，非遗忘型则可出现其他种类的痴呆。

遗忘型比较常见，通常症状为忘记重要的日常安排，或者持续不断地询问同一件事情。这种遗忘可能时隐时现，只有最亲近的人才容易感受到不对劲儿，外人几乎不可能发现，这和阿尔茨海默病的表现截然不同。另外，有的遗忘型患者也会有诸如语言方面的问题，如忘词、叫不上别人的名字；有时候也伴有执行功能受损，不再擅长安排日常活动、无法同时进行多线活动。

非遗忘型不会出现记忆问题，但是上述执行功能的问题比较明显，另外也会出现性情改变、易怒或神情淡漠。这些表现也会出现在正常老化过程中，尽管轻度认知功能障碍的表现会明显一些，但也不容易将它们区分开来。如果发现家人经常有记忆力突然下降、性情波动变化，且因为这些原因而使生活自理能力下降的，最好陪他们去医院的神经内科就诊，进行一些专业的认知测试加以确定。

五、什么是帕金森病源性的轻度认知功能障碍

M．Broeders等学者研究了帕金森病患者的认知功能情况，这一研究发表在2013年7月23日的*Neurology*杂志上。该研究结果显示，近三分之一的患者诊断为帕金森病时即出现了轻度认知功能障碍。疾病进展5年后，除了帕金森病痴呆患者外，近50%的患者有轻度认知功能障碍。

六、轻度认知功能障碍和帕金森病有哪些联系

认知功能障碍是帕金森病最为主要的非运动症状之一。帕金森病认知功能障碍患者受损的认知领域主要包括学习、注意力、工作记忆等方面，淡漠症状是帕金森病认知功能障碍快速进展的前兆。

七、如何治疗轻度认知功能障碍

常用药物有以下几种。

（1）改善脑组织供血和脑细胞代谢的药物。常用的有银杏叶提取药（ginkgo biloba extract）、甲磺酸阿米三嗪萝巴新片（都可喜）、γ–氨基丁酸（GABA）衍生物及核苷衍生物（吡拉西坦、胞磷胆碱）。

（2）改善神经递质传递的药物。胆碱酯酶抑制药如盐酸多奈哌齐（安理申）和重酒石酸卡巴拉汀（艾斯能）及我国自行研制从中草药千层塔中提取出的石杉碱甲（哈伯因或双益平）。

（3）抗氧化和抗炎症的药物。司来吉兰、自由基清除剂、维生素E、非甾体抗炎药、萘普生。

此外，还有雌激素替代治疗。

八、如何预防轻度认知功能障碍向帕金森病转化

老年人若出现记忆力减退，家属不能轻率地认为老人只是"老糊涂了"，应及时到医院就诊。一旦确诊为轻度认知功能障碍，也不必过于紧张，早期积极干预治疗，可以改善或延缓其认知功能减退。

（一）评估风险因子

管理可控因素，如糖尿病、高血压、高胆固醇血症、抑郁等。

（二）调节生活方式

（1）进行适当的运动锻炼。运动能促进大脑血液循环，增加脑细胞树枝状突起的体积和数量，增强记忆力。

（2）合理的膳食结构。生活中老年人可食用对记忆力有帮助的食物，如蔬菜，卷心菜、甘笋、辣椒、胡萝卜、菠菜、紫菜、花椰菜、马铃薯、白萝卜等都有助于增强记忆力，甚至可预防老年痴呆症。也可吃水果，如杏、香蕉、菠萝、葡萄、柠檬、广柑、柚子等对增强记忆力有帮助。人体若缺少不饱和脂肪酸，记忆、思维能力则难以处于正常状态，因此可常吃富含不饱和脂肪酸的鱼类食品。此外，

大脑的活动功能、记忆力强弱与大脑中乙酰胆碱的含量密切相关，鸡蛋与瘦肉则含有较多的胆碱。经常饮茶有利于抑制乙酰胆碱酯酶的活性，此酶能破坏神经传递素乙酰胆碱而引发老年痴呆。

（3）积极乐观的心态对改善大脑功能亦具重要作用。心态乐观的人想得开，放得下，不悲观，不失望，无忧无虑，心理平衡。积极乐观的心态，能充分调节免疫、神经、内分泌、心脑血管系统的功能，增强记忆力。

（三）认知训练

日常生活中可以多动脑、多学习，如看报、读书、下棋、看电视、与人交谈等。

（四）药物治疗

及时就医，选择合适的药物。这些药物主要包括四大类：胆碱酯酶抑制剂、兴奋性氨基酸受体拮抗剂、复方左旋多巴、单胺氧化酶B抑制剂。其中胆碱酯酶抑制剂是治疗帕金森病认知功能障碍的首选药物，包括多奈哌齐、卡巴拉汀及加兰他敏等。

（黄益洪）

第七章

Parkinson's
帕金森病要做哪些检查
Disease

第一节 一 般 检 查

患者到医院就诊，医生首先会询问病史，进行体格检查，再进行针对性的辅助检查。了解帕金森病的检查项目可以帮助患者消除紧张心理，更好地配合检查。怀疑得此病的患者需要做哪些检查，检查的目的是什么，检查如何进行等，是大多数人关注的问题，本章将为大家详细讲述相关检查。

一、医生都问些什么

问诊是诊疗的第一步，那么医生一般都会问些什么？一般来说，医生问诊的内容主要包括：一般项目、主诉（本次就诊最主要的原因）、现病史、既往史、家族史、个人史等。对于怀疑是帕金森病的患者，接诊医生一般会重点了解患者的运动症状〔是否有手脚静止性抖动，行走缓慢，站立不稳，容易跌倒，多种动作（比如坐立或者卧位时起立）困难，起床、翻身、解系纽扣或者鞋带、穿鞋袜或者衣裤、洗脸等是否有困难〕、感觉障碍（有无手脚麻木、疼痛、夜间睡眠困难）、精神和行为症状（有无性格改变、幻觉、妄想、抑郁、躁狂、记忆力减退、睡眠障碍等）、自主神经症状（有无便秘、低血压、多汗、排尿困难、性功能障碍、流涎等）、日常和社会功能（生活自理、工作和人际交往能力有无影响等）、家族史（家族中有无类似疾病的患者）、个人史（是否接触杀虫剂和除草剂）等，同时还会询问跟诊断有关的其他症状及病史（如有无波动性认知功能障碍、鲜明而生动的视幻觉，有无脑卒中及艾滋病、梅毒感染病史等）。帕金森病的诊断，了解病史是其中很重要的部分，所以患者及知情的家属要尽量配合医生的问诊，做到不隐瞒、不夸大。一个有经验的医生可通过简短的问诊，快速了解患者病情并做出初步的判断。

二、一般要做哪些体格检查

体格检查是医生借助检查工具进行的检查，除了问诊，体格检查也是必不可少的，可为疾病的诊断提供重要的临床依据。体格检查主要包括一般检查和神经系统专科检查，可以帮助了解帕金森病的病因和鉴别其他疾病。一般检查是对患者整体健康状况的概括性观察，包括一般情况（性别、年龄、发育、营养、面容表情）、生命体征（体温、呼吸、脉搏、血压）、意识状态、头颈部、心肺腹部及四肢等的检查。神经系统专科检查包括高级皮层功能、脑神经、运动系统、感觉系统、腱反射、脑膜刺激征及自主神经功能的检查，这些检查大多数要借助神经专科常用的工具，如瞳孔笔、叩诊锤、齿轮等进行。

第二节　体液检查

血液、脑脊液检查有必要吗？

我们在临床中发现，患者或患者家属普遍认为抽血对老年人健康影响很大。其实，合理的抽血检查可发现多个系统的疾病，对症下药，或能找出潜在的病因或危险因素，防患于未然。但是也并非一定要"大包围"，有哪些检查项目是必须的呢？虽然血液、脑脊液常规化验均无异常，但采用高效液相色谱法（HPLC）可检测到脑脊液和尿中高香草酸（HVA）含量降低。对于首次就诊的患者，血液、脑脊液的检查是很有必要的，主要用于临床鉴别诊断。

第三节　影像学检查

一、帕金森病的影像学检查有哪些

目前对于怀疑是帕金森病的患者，常见的影像学检查有计算机断层扫描（CT）、MRI、正电子发射断层成像（PET）/单光子发射计算机断层成像（SPECT）等。

二、为何要进行这些影像学检查

也许患者或患者家属会问，影像学检查一般费用都比较昂贵，是否可以不进行呢？答案是否定的。影像学检查除了可以给帕金森病的诊断提供更有力的依据外，其检查结果还可以作为排除其他疾病的有力依据。

目前在临床中应用最多的是头颅MRI，它可以清楚地显示出苍白球、壳核、尾状核、黑质等基底节区的各个神经核团，更可以排除一些可治性疾病，如代谢性疾病、脑肿瘤、正常颅压性脑积水等，还有一些特殊序列的MRI，可以研究更微观的结构和检测脑内的神经代谢情况。

而在无条件进行头颅MRI检查的情况下，也可以用头颅CT代替。虽然头颅CT的敏感性和特异性比不上头颅MRI，但也可以用于鉴别肿瘤、脑血管病、脑积水等。

采用PET/SPECT进行特定的放射性核素检测，可显示脑内多巴胺转运蛋白功能降低、多巴胺递质合成减少等，对早期诊断、鉴别诊断及监测病情有一定的价值，但是PET/SPECT的技术要求高且检查费用昂贵，不作为临床诊断的常用项目。

第四节　基　因　检　查

遗传因素在帕金森病中扮演着重要的角色。国外报道10%～15%的帕金森病患者有家族史，家族性帕金森病患者多具有常染色体显性遗传或者隐性遗传特征，遗传因素在年轻的（40岁以下）帕金森病患者发病中可能起着更为重要的作用。基因检测适用于有明确家族史和早发型帕金森病患者，但是基因诊断应在专业的、有资质的检测机构进行，以确保检测的准确性。

第五节　其他检查

　　脑电图（electroencephalogram，EEG）是通过精密的电子仪器，从头皮上将脑部的自发性生物电位加以放大记录而获得的图形，是通过电极记录下来的脑细胞群的自发性、节律性电活动。脑电图包括常规脑电图、动态脑电图监测、视频脑电图监测。但这些脑电图变化从严格意义上来讲是没有特异性的，因此，脑电图目前尚不能作为临床上诊断帕金森病的依据，仅能起到辅助性或提示性的作用。另外，脑电图对继发性帕金森综合征患者的病因诊断也有一定的帮助，当临床上有些患者被怀疑曾有脑炎、肿瘤、一氧化碳中毒、脑损伤等病史时，脑电图检查可对病因诊断提供提示信息。帕金森病患者常有睡眠障碍，可以用多导睡眠脑电图进行分析。

（林菡）

第八章

如何诊断帕金森病

一、手抖、行动缓慢并非老年人的"专利"

目前，以帕金森病为代表的神经退行性疾病仍未引起人们的足够重视。随着老龄化社会的来临和人均寿命的延长，帕金森病患病率及发病率正逐年增高。很多时候，手抖、行动缓慢，经常被认为正常老化的现象而被人们忽视，患者快速进入中晚期，失去了早期的干预良机。

二、误当颈椎病、腰椎病治

刚发病的帕金森病患者往往会感到肢体无力，肢体发硬、不灵活，有时还会有发酸、疼痛的感觉，患者往往以为是颈椎或腰椎出了问题，到骨科或中医康复科就诊，但受限于医生的专业性，很多患者长时间进行理疗康复治疗，更有甚者被误做了椎间盘手术。

三、帕金森病的九大危险信号是什么

（1）你从椅子上起身时有困难吗？

（2）你写的字和以前相比是不是变小了？

（3）有没有人说你的声音和以前相比变小了？

（4）你走路时容易跌倒吗？

（5）你的脚是不是有时突然像粘在地上一样抬不起来？

（6）你的面部表情是不是没有以前那么丰富？

（7）你的胳膊或腿颤抖吗？

（8）你自己系扣子困难吗？

（9）你走路时是不是脚着地走小步？

以上9个问题如你有3道题及以上回答为"是"，建议你去神经内科行进一步临床检查。

四、早期诊断帕金森病的意义在哪里

帕金森病的分级在第五章已有介绍。如果能早期识别、早期诊断、积极干预，可以延缓疾病的进展，使患者几年甚至几十年都能保持生活自理能力，生活质量大幅度提高。但目前帕金森病的知晓率太低，患者出现症状时，未能及时就医，到严重影响生活时才就医，错过了最佳治疗时间，严重影响人们的生活质量。

五、帕金森病的诊断流程是怎样的

（1）患者出现肢体抖动、行动缓慢、肢体僵硬、步态异常等现象时，可前往设置有神经内科专科门诊的医院就诊。

（2）专科医生通过详细的病史采集（主要是针对肢体抖动、行动缓慢、肢体僵硬、步态异常等方面）及详细的神经系统体格检查来确定患者是否患帕金森病及疾病的严重程度。

（3）结合病史特点、神经系统体格检查及辅助检查（体液、影像学检查等）排除其他病因引起的帕金森病。

（4）根据帕金森病的诊断标准确定是否为帕金森病。

六、帕金森病最常用的诊断标准是什么

帕金森病是一种常见的神经系统退行性疾病，我国65岁以上人群的患病率为1 700/100 000，并随年龄增长而升高，给家庭和社会带来沉重的负担。该病的主要病理改变为黑质致密部多巴胺能神经元丢失和路易小体形成，其主要的生化改变为纹状体区多巴胺递质降低，临床症状包括静止性震颤、肌强直、运动迟缓和姿势步态障碍的运动症状及嗅觉减退、快速眼动期睡眠行为异常（RBD）、便秘和抑郁等的非运动症状。

近10年来，国内外在帕金森病的病理和病理生理、临床表现、诊断技术等方面有了更深入、全面的认识。为了更好地规范我国临床医生对帕金森病的诊断和鉴别诊断，我们在英国UK脑库帕金森病临床诊断标准的基础上，参考了MDS2015年推

出的帕金森病临床诊断新标准，结合我国实际，对我国2006年版的帕金森病诊断标准进行了更新，见图8-1。

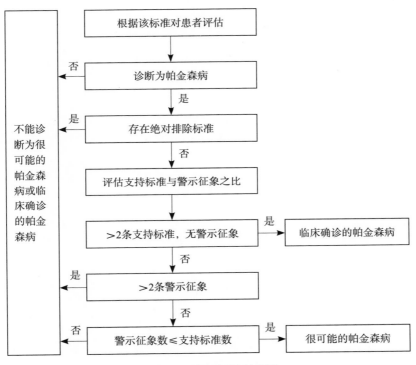

图8-1　帕金森病诊断流程图

（一）帕金森综合征的诊断标准

帕金森综合征诊断的确立是诊断帕金森病的先决条件。诊断帕金森综合征基于3个核心运动症状，即必备运动迟缓和至少存在静止性震颤或肌强直2项症状的1项，上述症状必须是显而易见的，且与其他干扰因素无关。对所有核心运动症状的检查必须按照UPDRS中所描述的方法进行。值得注意的是，MDS-UPDRS仅能作为评估病情的手段，不能单纯地通过该量表中各项的分值来界定帕金森综合征。

（二）帕金森综合征的核心运动症状

（1）运动迟缓：运动缓慢和在持续运动中运动幅度或速度的下降（或者逐渐出现迟疑、犹豫或暂停）。该项可通过MDS-UPDRS中手指敲击（3.4）、手部运动

（3.5）、旋前—旋后运动（3.6）、脚趾敲击（3.7）和足部拍打（3.8）来评定。在可能出现运动迟缓症状的各个部位（包括发声、面部、步态、中轴、四肢）中，肢体运动迟缓是确立帕金森综合征诊断所必需的。

（2）肌强直：当患者处于放松体位时，四肢及颈部主要关节的被动运动缓慢。强直特指"铅管样"抵抗，不伴有"铅管样"抵抗而单独出现的"齿轮样"强直是不满足强直的最低判定标准的。

（3）静止性震颤：肢体处于完全静止状态时出现4～6 Hz的震颤（运动起始后被抑制）。可在问诊和体检中以MDS-UPDRS中的3.17和3.18为标准判断。单独的运动性和姿势性震颤（MDS-UPDRS中的3.15和3.16）不满足帕金森综合征的诊断标准。

（三）帕金森病的诊断

一旦患者被明确诊断存在帕金森综合征表现，可按照以下标准进行临床诊断。

临床确诊的帕金森病需要具备以下3点。

（1）不存在绝对排除标准（absolute exclusion criteria）。

（2）至少存在2条支持标准（supportive criteria）。

（3）没有警示征象（red flags）。

临床诊断很可能患上帕金森病需要具备以下2点。

（1）不符合绝对排除标准。

（2）如果出现警示征象则需要通过支持标准来抵消：如果出现1条警示征象，则必须至少有1条支持标准抵消；如果出现2条警示征象，则必须至少有2条支持标准抵消；如果出现2条以上警示征象，则诊断不能成立。

（四）支持标准、绝对排除标准和警示征象

支持标准：

（1）患者对多巴胺能药物治疗效果明确且显著。

（2）出现左旋多巴诱导的异动症。

（3）临床体检观察到单个肢体的静止性震颤（既往或本次检查）。

（4）辅助检测。

绝对排除标准：

（1）存在明确的小脑性共济失调，或者小脑性眼动异常。

（2）出现向下的垂直性核上性凝视麻痹或向下的垂直性扫视选择性减慢。

（3）在发病后5年内，患者被诊断为高度怀疑的行为变异型额颞叶痴呆或原发性进行性失语等。

警示征象：

（1）发病后5年内出现快速进展的步态障碍，以至于需要经常使用轮椅。

（2）运动症状或体征在发病后5年内或5年以上完全不进展，除非这种病情的稳定与治疗相关。

（3）发病后5年内出现延髓性麻痹症状，表现为严重的发音困难、构音障碍或吞咽困难等。

（余映丽）

● 参考文献
[1] 中华医学会神经病学分会帕金森病及运动障碍学组. 中国帕金森病的诊断标准 [J]. 中华神经科杂志, 2006, 49（4）.
[2] ZHANG Z X, ROMAN G C, HONG Z, et al. Parkinson's disease in China: prevalence in Beijing, Xian, and Shanghai [J]. The Lancet, 2005, 365（9459）: 595-597.
[3] POSTUMA R B, BERG D, STERN M, et al. MDS clinical diagnostic criteria for Parkinson's disease [J]. Movement Disorders, 2015, 30（12）: 1591-1601.
[4] CHAUDHURI K R, HEALY D G, SCHAPIRA A H, et al. Non-motor symptoms of Parkinson's disease: diagnosis and management [J]. Lancet Neurology, 2006, 5（3）: 235-245.

第九章

Parkinson's
帕金森病的鉴别诊断
Disease

帕金森病又名震颤麻痹，临床上很多患者起病隐匿，这类患者长期随访观察才能被确诊。临床上还有许多类以帕金森症状为首发表现就诊，往往会被当成帕金森病来治疗的案例，此类以继发性帕金森综合征及帕金森叠加综合征多见，为了减少类似的误诊，对于以帕金森症状为主要表现的疾病，该如何揭去帕金森症状这层面纱，露出底下的"真面目"呢？

一、特发性震颤

"我有一杯酒，让你不手抖。"喝酒真的能缓解手抖吗？是的，有一种震颤，人们说的手抖，叫特发性震颤，又称家族性或良性特发性震颤，是一种常染色体显性遗传病，为最常见的锥体外系疾病，也是最常见的震颤病症，约60%的患者有家族史。姿势性震颤是该病的唯一临床表现。该病的震颤常见于手，其次为头部震颤，极少的患者出现下肢震颤。在注意力集中、精神紧张、疲劳、饥饿时震颤加重，多数病例在饮酒后暂时消失，次日加重。要注意的是，美酒虽好，可不要贪杯哦。

二、继发性帕金森综合征

1. 吃药吃出帕金森——药物性帕金森综合征

吃药能吃出帕金森？没错，这还是最常见的继发性帕金森综合征的病因，有明显的服药史，服用过量的利血平（其中很多标榜纯中药的降压药最后发现含有利血平）、碳酸锂、氯丙嗪（抗精神病药）、氟桂利嗪（钙离子拮抗剂）等药物，可出现帕金森症状，停药后症状可缓解。如明确服用药物后出现震颤的，可带药物到神经内科门诊就诊，明确服药是否与震颤有关。

2. 得了脑血管病后出现帕金森——血管性帕金森（VP）综合征

得了脑血管病后会出现帕金森症状吗？可能会。这类患者有脑血管病危险因素，起病隐匿，也可急性或亚急性起病，于多次脑卒中后出现。可有阶段性进展，表现为不典型的帕金森症状，多为双下肢运动障碍，表现为"磁性足反应"，起步困难，强直性肌张力增高，多无静止性震颤，常伴有锥体束征及痴呆。头颅MRI上可见脑白质病变及多发性腔隙灶、腔隙性脑梗死。左旋多巴及复方制剂治疗效果欠佳。

3. 各种中毒后出现帕金森——中毒性帕金森综合征

这类患者多有毒物接触史。如使用室内燃气热水器后的一氧化碳中毒、饮用假酒后的甲醇中毒、长期大量饮酒后的乙醇中毒、有毒重金属中毒、二硫化碳中毒等，均可出现帕金森症状。

4. 年纪轻轻就手抖，医生说我是甲状腺功能亢进症——代谢性帕金森综合征

甲状腺功能亢进会出现手抖（震颤）吗？会的，特别是年轻男女，震颤在紧张时加重，查甲状腺功能可明确诊断。同样，其他的代谢性疾病，如甲状腺功能减退、甲状旁腺异常、肝性脑病等也会使患者出现震颤。

5. 头部受伤后得了帕金森——创伤后帕金森综合征

创伤后帕金森综合征又称拳击手酩酊综合征，是由严重的头部外伤或频繁的头部创伤引起，如拳击或其他运动所致。这种创伤也可引发痴呆，成为普金斯提痴呆。最典型的例子莫过于拳王阿里，阿里一共获得了22个世界冠军，拳击职业生涯遭受的29 000多次头部重击，这令他晚年一直饱受帕金森综合征的困扰。服用左旋多巴可改善部分症状。

6. 出现帕金森症状，原来脑部长了肿瘤——肿瘤性帕金森综合征

这种情况相对少见，脑基底节区肿瘤可引起帕金森症状，颅脑MRI检查可发现基底节区占位性病变。

7. 得了脑炎还会出现帕金森——脑炎后帕金森综合征

这种情况较少见，病毒性脑炎、自身免疫性脑炎等患者可出现帕金森症状，若出现明显感染，可伴有颅神经麻痹、肢体瘫痪、抽搐、昏迷等神经系统损害的症状，脑脊液检查提示颅内感染，病情缓解后其帕金森症状可能随之改善。

三、帕金森叠加综合征

帕金森叠加综合征是一组有帕金森病类似的临床表现，又有其他神经系统病变特征的神经系统变性疾患。帕金森叠加综合征的病因不清，临床症状类似于帕金森

病，但症状和病变范围都要比帕金森病广泛，又称多系统变性，它包括多系统萎缩、进行性核上性麻痹、皮质基底节变性、路易体痴呆、阿尔茨海默病（老年性痴呆）等。

（一）多系统萎缩

患者表现为自主神经功能障碍（尿失禁、直立性低血压等）、帕金森症状、小脑症状（共济失调、小脑性构音障碍等）。按早期突出症状分为帕金森型（MSA-P）、小脑型（MSA-C）、自主神经型（MSA-A）。

其中，帕金森症状是46%的患者的首发症状，僵直和少动是主要表现，在早期容易被误诊为PD及脊髓小脑共济失调（SCA），直到数年后自主神经症状逐渐显现才诊断为MSA。头颅MRI横断面显示脑桥"十"字征，矢状位显示壳核、脑桥、小脑萎缩。大部分MSA患者对左旋多巴治疗反应不敏感，少部分反应灵敏。

（二）进行性核上性麻痹（progressive supranuclear palsy，PSP）

患者多在40岁以后发病，进行性加重，垂直性向上或向下核上性凝视麻痹，姿势步态不稳伴反复跌倒，出现颈部体位异常（如颈后仰）、帕金森综合征、认知功能障碍。PSP患者常常呈对称性运动不能或僵直，近端重于远端。头颅MRI在T1WI正中矢状位上可见"蜂鸟征"及"鼠耳征"。此征对左旋多巴反应欠佳或无反应。

（三）皮质基底节变性（corticobasaldegeneration，CBD）

皮质基底节变性是由于大脑的多部位萎缩，包括皮层和基底节。开始症状可能首先出现于身体的一侧，但最终双侧受累。症状与帕金森病相似，包括强直、平衡和协调障碍及肌张力异常。此外，还会表现出认知功能障碍、视空间技能障碍、失用症、迟疑、言语不清、肌阵挛和吞咽障碍。与帕金森病不同，该病通常药物治疗无效。

（四）路易体痴呆（dementia with lewy bodies，DLB）

路易体痴呆是一种神经系统变性疾病引起大脑的某些部位有异常蛋白的沉积物的中老年疾病，表现出典型的帕金森症状，如动作缓慢、强直、震颤和步态缓慢等。症状可有波动或戏剧性的加重和减轻。幻视可能为首发症状，还可能有其他如妄想、抑郁等精神症状。认知问题可能出现于病程的早期。左旋多巴和其他抗帕金森病药物可能有助于改善运动症状和痴呆，但可能使幻觉和妄想加重。

（五）阿尔茨海默病

阿尔茨海默病是一种起病隐匿的进行性发展的神经系统退行性疾病。临床上以记忆障碍、失语、失用、失认、视空间技能损害、执行功能障碍及人格和行为改变等全面性痴呆表现为特征，病因迄今未明。65岁以前发病者称早老性痴呆，65岁以后发病者称老年性痴呆。研究表明，在帕金森病患者中，大约有30%的患者会出现帕金森病痴呆（Parkinson's disease dementia，PDD），患病率是正常同龄人的4～6倍。而主要的危险因素包括高龄、严重的运动障碍和基线认知功能障碍。帕金森病患者通常是在运动症状出现10年甚至更长时间以后才出现PDD。相对于其他认知领域的损害，PDD的执行功能受损尤为严重。PDD患者的短时记忆、长时记忆能力均有下降，但严重程度比阿尔茨海默病轻。

四、遗传变性型帕金森综合征和其他类型的帕金森综合征

帕金森病的发病是环境与遗传因素共同作用的结果，大部分患者为散发病例，少数病例与遗传相关，若涉及多个基因突变，我们通常把这类疾病称为遗传性帕金森病，此类患者往往发病较早，或有阳性家族史。随着基因检测手段的不断进步，遗传性帕金森病正受到越来越多的关注。

已知的遗传方式主要是常染色体显性（如α–突触核蛋白、LRRK2、GBA）和隐形（如Parkin、PINK1、DJ-1）遗传，此外还有少量线粒体遗传。常见疾病包括亨廷顿病、肝豆状核变性、哈勒沃登-施帕茨病、原发性基底节钙化等。

在此，我们重点描述肝豆状核变性疾病。肝豆状核变性又称威尔逊病，属于常染色体隐性遗传的铜代谢障碍性疾病。由Wilson首先报道和描述，是一种遗传性铜代谢障碍所致的肝硬化和以基底节为主的脑部变性疾病。临床上表现为进行性加重的锥体外系症状、肝硬化、精神症状、肾功能损害及角膜色素环（K–F环）。其中神经症状主要有：①震颤。早期常限于上肢，渐延及全身。多表现为快速、节律性、似扑翼样震颤，可伴有运动时加重的意向性震颤。②发音障碍与吞咽困难。多见于儿童期发病的患者，说话缓慢似吟诗，或音调平坦似念经，也可有含糊不清、

暴发性或震颤性语言。吞咽困难多发生于晚期患者。③肌张力改变。大多数患者肌张力呈齿轮样、铅管样增高，往往引致动作迟缓、面部表情减少、写字困难、步行障碍等。少数舞蹈型患者伴肌张力减退。结合查血清铜蓝蛋白、颅脑MRI等可明确诊断。

另外，现抑郁症患病率越来越高，可伴有表情贫乏、言语单调、随意运动减少等症状，但没有肌强直和震颤，抗抑郁治疗有效。

总之，帕金森病的表现多样，需要鉴别的疾病确实纷繁复杂，预后情况跟具体疾病有着密切的联系，所以在诊断帕金森病的过程中一定要注意鉴别，降低误诊与漏诊率。

（官少兵）

第十章

Parkinson's
Disease

如何使用量表进行疾病评估

　　帕金森病是一种复杂的神经退行性疾病，主要以典型的运动症状为特征，然而其广泛存在的非运动症状也是疾病的重要组成部分，如认知功能障碍、精神症状、睡眠障碍等。非运动症状严重影响患者的生活质量、增加家庭及社会的经济负担。患者及患者家属对帕金森病关注度不够，缺乏早期识别的意识，导致治疗延误，这也将影响帕金森病总体的治疗效果，致使患者生活质量进一步下降。早期发现及识别帕金森病，有助于患者得到更严密、更有针对性的随访及治疗，从而改善患者的生活质量，减轻患者家庭及社会负担。

第一节　运动症状方面评估

一、小写征

　　嘱病人书写一句话或抄录一段文字，若见患者书写困难，字越写越小，甚至无法辨认，即为小写征。如患者存在"小写征"，建议及时就医。

二、Hoehn-Yahr分期（H-Y分期）量表

　　Ⅰ期：仅单侧病变。单侧手抖、脚抖或有僵硬感，走路不如平时利索，拿东西不稳。

　　Ⅱ期：双侧轻度障碍。由单侧病变发展到双侧，双手抖，甚至全身抖，僵直加重，扣纽扣、拿筷子等日常活动变得困难。走路吃力，平衡感差，但仍可以保持正常的姿势。日常生活、工作中多少有些障碍，但能坚持。

　　Ⅲ期：双侧病变伴早期平衡障碍。抬腿困难，腿上像绑着沉重的沙袋，走路小碎步、拖步且身体前倾，易跌倒。吃饭端不稳碗，夜里翻身、洗澡等日常活动需要家人帮助。

　　Ⅳ期：严重病变，需要大量帮助。常不自觉地流口水，吞咽困难，进食缓慢。言语不清，说话声音很小，旁人要凑近才能听清楚。表情呆板，面部肌肉越来越僵硬，脸

上无表情，很少眨眼睛，眼球运动也减少。运动艰难，日常生活离不开家人的护理。

Ⅴ期：生活完全不能自理。除非有家人帮助，否则只能局限于床上或轮椅上。部分患者只能长期卧床，坐下后不能自行站立，卧床后不能自行翻身，日常生活完全不能自理。

从Ⅰ期到Ⅲ期，疾病进展相对缓慢，是治疗的黄金时期。如果这个阶段不引起重视、不及时治疗，往后病情会加重。患者往往极易跌倒、摔伤，甚至骨折，造成极其严重的后果。

第二节　非运动症状方面评估

一、简易精神状态检查量表

简易精神状态检查（minimum mental state examination，MMSE）量表（表10-1）是国内外公认的痴呆初筛量表，操作方便，计分简单，检测项目含有记忆、计算、视空间、定向等10项，满分30分，划分痴呆标准：文盲≤17分，小学≤20分，中学≤22分，大学≤23分。MMSE量表对于识别正常老人与痴呆患者有较大的价值。

表10-1　简易精神状态检查（MMSE）量表

评价项目			正确	错误
1. 定向力：现在我要问您一些问题，多数很简单，请您认真回答。				
（城市受试者）	（农村受试者）			
1）现在是哪一年？	（回答可以是属相年，如猴年、马年等）		1□	0□
2）现在是什么季节？			1□	0□
3）现在是几月？	（回答可以是阴历）		1□	0□
4）今天是几号？	（回答可以是阴历）		1□	0□
5）今天是星期几？			1□	0□
6）这是什么城市（城市名）？			1□	0□
7）这是什么区（城区名）？	（县）		1□	0□
8）这是什么街道？	（乡镇）		1□	0□
9）这是第几层楼？	（门牌号）		1□	0□
10）这是什么地方？	（村名）		1□	0□

（续表）

评价项目		
2. 即刻记忆能力：现在我告诉您三种东西的名称，我说完后请您重复一遍。"皮球""国旗""树木"，请您重复。（仔细说清楚，每样东西用1秒钟，如果受试者不能完全说出，可以重复，但最多重复六遍，且只记第一遍的得分。回答出的词语正确即可，顺序不要求。）	正确	错误
1）回答出"皮球"	1□	0□
2）回答出"国旗"	1□	0□
3）回答出"树木"	1□	0□
3. 计算力：现在请您算一算，从100中减去7，所得的数再减7，一直算下去，直到我说"停"为止。〔依次减5次，减对几次得几分，如果前面减错，不影响后面的评分，例如：100−7=92（错，本次不得分），92−7=85（对，本次得1分），85−7=78（对，本次得1分），78−7=71（对，本次得1分），71−7=65（错，本次不得分），故本项共得3分。〕	正确	错误
1）100−7=93	1□	0□
2）93−7=86	1□	0□
3）86−7=79	1□	0□
4）79−7=72	1□	0□
5）72−7=65	1□	0□
4. 回忆能力：现在请您说出刚才我让您记住的是哪三种东西。（回答出的词语正确即可，顺序不要求。）	正确	错误
1）回答出"皮球"	1□	0□
2）回答出"国旗"	1□	0□
3）回答出"树木"	1□	0□
5. 命名能力：请问这是什么？	正确	错误
1）检查者出示手表，受试者回答出"手表"（回答出"表"就算对）	1□	0□
2）检查者出示铅笔，受试者回答出"铅笔"（回答出"笔"就算对）	1□	0□
6. 复述能力：我说一句话，我说完之后请您重复一遍，好吗？	正确	错误
"大家齐心协力拉紧绳"	1□	0□
7. 阅读理解能力：请您念一念这句话，并按这句话的意思去做。（如患者为文盲，该项评为0分。）	正确	错误
"请闭上您的眼睛"（念对并且有闭眼动作的才给分）	1□	0□
8. 3步指令：我给您一张纸，请您按我说的去做。"用右手拿起这张纸，双手把它对折起来，放在您的左腿上。"念完后跟受试者说"现在开始"。	正确	错误
1）右手拿起纸	1□	0□
2）双手将纸对折	1□	0□
3）将纸放在左腿上	1□	0□
9. 表达能力：请您写一个完整的句子（句子要有主语、谓语，能表达一定的意思，由受试者自己写，标点、字词错误可以忽略）。（如患者为文盲，该项评为0分。）	正确	错误
	1□	0□
10. 绘图能力：（指着下图），请您照着这个样子把它画下来。（必须画出10个角，2个五边形交叉，交叉图形呈四边形方能得分，线条不平滑可以忽略。）	正确	错误
	1□	0□
总分		

二、记忆障碍自评量表

请根据自身情况如实回答记忆障碍自评量表（表10-2）中的8个问题，如果您的回答有2个或2个以上为"是"，提示您的认知功能可能出现问题，请尽快就诊。如果您的回答"是"不多于2个，您罹患痴呆的可能性较低，如果您仍不放心，也可到医院就诊。

请注意：该量表不能用来诊断疾病，其结果并不能代替专科医生的专业诊断，只能用来确定是否需要就诊。

表10-2　记忆障碍自评量表

"是，有变化"表示近几年来存在因任职（记忆和思考）问题而引起的变化	是，有变化	无，没变化	不知道
1．判断力出现问题（例如：做决定存在困难、错误的财务决定、思考障碍等）			
2．兴趣减退，爱好改变，活动减少			
3．不断重复同一件事（例如：总是问相同的问题，重复讲同一件事或者同一句话等）			
4．学习使用某些简单的日常工具或家用电器、器械（比如VCD、电脑、遥控器、微波炉等）有困难			
5．记不清当前月份或年份			
6．处理复杂的个人经济事务有困难（忘了如何交付水、电、煤气费等）			
7．记不住和别人的约定			
8．日常记忆和思考能力出现问题			
总分			

第三节　统一帕金森病综合评分量表

统一帕金森病综合评分量表又名帕金森病综合评分量表，对精神、行为和情绪，日常活动，运动功能，治疗的并发症四大项进行评分，总分为199分。UPDRS是目前国际上普遍采用的量表，下列项目1～17项，每一项的计分值有0、1、2、3、4五个等级，分值越高，PD症状越严重；18～31项每一项的计分值有0、0.5、1、1.5、2、2.5、3、3.5、4，四个等级中有0.5的高低之差，分值越高，PD症状越严重。

第一部分：精神、行为和情绪（1～4）

1. 智力影响

（0）无。

（1）轻度，如健忘。

（2）中度记忆丧失，定向力障碍，处理较复杂问题吃力，日常生活中有时需别人提醒或督促。

（3）严重记忆损害伴时间及（经常有）地点定向力障碍，处理问题能力严重障碍。

（4）严重记忆丧失，仅保留人物定向力，不能做出判断或解决问题，需人照顾，根本不能独处。

2. 思维混乱

（0）无。

（1）多梦。

（2）良性幻觉，自知力尚保留。

（3）经常性幻觉或妄想症，自知力丧失，可与日常生活混淆。

（4）持续的幻觉、幻想或变态心理，不能自理。

3. 抑郁

（0）无。

（1）偶有明显的沮丧感或负罪感，但不超过数天或数周。

（2）持续性抑郁超过数周。

（3）持续性抑郁伴随自主神经症状，失眠、焦虑、淡漠和体重减轻。

（4）持续性抑郁，自主神经症状，有自杀念头或倾向。

4．进取性

（0）正常。

（1）缺乏自信，较被动。

（2）丧失进取性，对非常规事物不关心。

（3）丧失进取性，对日常事务漠不关心。

（4）完全丧失主动性和进取性。

第二部分：日常活动（5～17，由患者填写）

5．语言

（0）正常。

（1）轻度影响，但能听清楚。

（2）中度影响，有时需要重复语句。

（3）严重影响，经常被要求重复所讲内容。

（4）多数情况下不能被理解。

6．流涎

（0）正常。

（1）轻度，口水较多，可能有夜间流涎。

（2）中度，口水明显较多，有少量流涎。

（3）口水很多，流涎。

（4）严重流涎，需不断擦拭。

7．吞咽

（0）正常。

（1）少见噎食。

（2）经常噎食。

（3）需进流食。

（4）需下胃管鼻饲。

8．书写

（0）正常。

（1）速度较慢，字体较小。

（2）速度明显缓慢，字体小，但能识别。

（3）严重障碍，有些字不能识别。

（4）几乎所有的字都不能识别。

9．使用筷子

（0）正常。

（1）有些慢且笨拙，但无须帮助。

（2）慢而笨拙，有时需要帮助。

（3）不能夹食物，但可进食自己碗里的食物。

（4）需别人喂食。

10．穿衣

（0）正常。

（1）有些慢，但无须帮助。

（2）有时需要帮助系纽扣等。

（3）需要帮助穿衣，但自己能做一部分。

（4）完全需要帮助。

11．清洁

（0）正常。

（1）有些慢，但无须帮助。

（2）洗漱很慢，洗澡时需别人帮助。

（3）需别人帮助洗漱和梳理头发。

（4）完全需要帮助。

12．床上翻身

（0）正常。

（1）有些慢，且笨拙，但无须帮助。

（2）可自己翻身，但非常困难。

（3）在别人的帮助下翻身。

（4）完全需要别人的帮助。

13．摔倒（与僵住无关）

（0）无。

（1）很少发生。

（2）有时，但每天少于一次。

（3）平均每天摔倒一次。

（4）每天摔倒一次以上。

14．行走时僵住

（0）无。

（1）行走时很少僵住，可能有些迟缓。

（2）行走时有时会僵住。

（3）行走时经常会僵住，有时会因此摔倒。

（4）经常因为僵住而摔倒。

15．行走

（0）正常。

（1）轻度困难，可能不摆臂或有点拖腿。

（2）中度困难，但很少需要帮助。

（3）严重行走障碍，需要帮助。

（4）在帮助下也不能行走。

16．震颤

（0）无。

（1）轻度，且不经常发生。

（2）中度，对患者构成影响。

（3）严重，影响许多活动。

（4）严重影响所有活动。

17．与帕金森病有关的感觉异常

（0）无。

（1）有时有麻木、麻刺或轻度疼痛。

（2）经常麻木、麻刺或疼痛，无太大痛苦。

（3）经常性疼痛感。

（4）非常厉害的疼痛。

第三部分：运动功能（18～31，医生检查）

18．语言

（0）正常。

（1）轻度影响表情、发音和音量。

（2）中度影响，语音单调，口吃但尚可理解。

（3）严重影响，很难听懂。

（4）完全听不懂。

19．面部表情

（0）正常。

（1）面部表情轻微受影响。

（2）面部表情轻度受影响，但明显减少。

（3）面部表情中度受影响，嘴唇有时不能闭合。

（4）面具脸严重，完全丧失面部表情，嘴唇张开1cm或更大。

20．静止性震颤（如"搓丸样"震颤）

（0）无。

（1）轻度，有时发生。

（2）幅度中等，间歇性发生。

（3）幅度中等，多数情况下存在。

（4）幅度大，持续存在。

21. 手的动作震颤或姿势震颤

（0）无。

（1）轻度，有时发生。

（2）幅度中等，动作时发生。

（3）幅度中等，一定姿势或动作时发生。

（4）幅度大，影响进食。

22. 肌强直（患者坐位且放松，检查肢体）

（0）无。

（1）轻度，只能在患者做另一个动作而转移注意力时察觉到（忽略齿轮样强直）。

（2）轻度到中度。

（3）明显僵硬，但仍较容易完成完整动作。

（4）严重僵硬，难以完成完整动作。

23. 手指捏合（拇指和食指最大幅度、最快频率地捏合）

（0）正常（5秒完成＞15次）。

（1）频率较慢、幅度较小（5秒完成11～14次）。

（2）明显障碍。早衰、可有间歇（5秒完成7～10次）。

（3）严重障碍。包括启动困难、中途间歇（5秒完成3～6次）。

（4）几乎不能伸展食指（5秒完成0～2次）。

24. 手的运动功能（完全伸展、完全攥紧）

（0）正常。

（1）频率较慢、幅度较小。

（2）明显障碍。早衰、可有间歇。

（3）严重障碍。包括启动困难、中途间歇。

（4）几乎不能完成。

25. 手的快速交替运动（手掌、手背交替拍打另一只手的手掌）

（0）正常。

（1）频率较慢、幅度较小。

（2）明显障碍。早衰、可有间歇。

（3）严重障碍。包括启动困难、中途间歇。

（4）几乎不能完成。

26. 膝关节屈曲状态下腿的灵活性（坐位时抬起脚约10cm，用后跟拍打地面）

（0）正常。

（1）频率较慢、幅度较小。

（2）明显障碍。早衰、可有间歇。

（3）严重障碍。包括启动困难、中途间歇。

（4）几乎不能完成。

27. 从有扶手的椅子上起立

（0）正常。

（1）较慢，可能需要努力一次以上。

（2）需双手在扶手上用力。

（3）起立后有后倒倾向，可能需要努力一次以上，但无须别人的帮助。

（4）自己不能站起。

28. 姿势

（0）正常直立。

（1）背微驼，可见于正常老年人。

（2）明显异常驼背，可向一侧微倾。

（3）驼背伴随脊柱弯曲，可明显向一侧倾斜。

（4）严重姿势异常。

29. 步态

（0）正常。

（1）行走缓慢，可有拖步、碎步，但无慌张步态。

（2）行走困难，但基本不需帮助，可有慌张步态。

（3）严重障碍，需要帮助。

（4）在帮助下亦不能行走。

30．姿势的稳定性（患者站立位，睁眼，双脚适度分离，对背后检查者突然拉动双肩的动作有心理准备）

（0）正常。

（1）后倒，但自己能恢复。

（2）无姿势反射，需检查者帮助才能避免摔倒。

（3）非常不平衡，随时可能自己摔倒。

（4）在帮助下才能站立。

31．身体的动作缓慢和动作减少（动作慢、迟疑、摆臂幅度小以及一般性动作缺乏）

（0）无。

（1）轻微减慢和幅度减小，可见于部分正常人，有时难以判别。

（2）中度缓慢、动作缺乏和一定程度的活动幅度减小。

（3）明显缓慢、动作缺乏和活动幅度小。

（4）严重缓慢、动作贫乏和活动幅度很小。

第四部分：治疗的并发症

Ⅰ．异动症（指左旋多巴诱导的不随意运动）

32．持续的时间（按非睡眠时间计算）

（0）无。

（1）每天1%～25%。

（2）每天26%～50%。

（3）每天51%～75%。

（4）每天76%～100%。

33．病残度

（0）无。

（1）轻度病残。

（2）中度病残。

（3）严重病残。

（4）完全病残。

34．痛性异动症

（0）无。

（1）轻度疼痛。

（2）中度疼痛。

（3）严重疼痛。

（4）难以忍受。

35．肌肉晨痉挛（痛性痉挛、扭曲，尤其发生在踝关节）

（0）否。

（1）是。

Ⅱ．波动现象

36．"关"状态可预测吗（如服药后的一定时间）

（0）否。

（1）是。

37．是否有不可预测的"关"状态发生（如服药后的一定时间）

（0）否。

（1）是。

38．"关"状态来得突然吗

（0）否。

（1）是。

39．患者清醒时平均多长时间处于"关"状态

（0）无。

（1）每天1%～25%。

（2）每天26%～50%。

（3）每天51%～75%。

（4）每天76%～100%。

Ⅲ．其他并发症

40．患者是否厌食、恶心或呕吐

（0）否。

（1）是。

41．患者是否存在睡眠紊乱，如失眠或特别倦怠、经常打盹

（0）否。

（1）是。

42．站立时是否有低血压或感觉头晕（如服用Florinef，请回答"是"）

（0）否。

（1）是。

（陈建军）

第十一章

Parkinson's
帕金森病的药物治疗
Disease

第一节　帕金森病的治疗原则

帕金森病宜采取全面的综合治疗，同时强调"早诊断、早治疗"的用药原则，以控制帕金森病症状、延缓疾病进展为治疗目标，使患者获得最大限度的功能改善和最大限度的自理能力。

一、综合治疗

医生应该对帕金森病的运动症状和非运动症状采取全面、综合的治疗。治疗方法和手段包括药物治疗、手术治疗、运动疗法、心理疏导及照料护理等。药物治疗为首选，且是整个治疗过程中的主要治疗手段，手术治疗则是药物治疗的一种有效补充。目前应用的治疗手段，无论是药物治疗还是手术治疗，只能改善患者的症状，并不能阻止病情的发展，更无法治愈疾病。因此，治疗不仅要立足当前，还需进行长期管理，以达到长期获益的目的。

二、用药原则

用药原则应该以达到有效改善症状、提高工作能力和生活质量为目标。提倡早期诊断、早期治疗，不仅可以更好地改善症状，而且可能会达到延缓疾病进展的效果。应坚持"剂量滴定"，以避免产生药物的急性副作用，遵循"尽可能以小剂量达到满意临床效果"的用药原则，避免或降低运动并发症尤其是异动症的发生率。

治疗既应遵循循证医学，也应强调个体化的特点，不同患者的用药选择需要综合考虑患者的疾病特点（是以震颤为主，还是以强直少动为主）和疾病严重程度、发病年龄、就业状况，患者有无认知障碍、有无共病，药物可能的副作用，患者的意愿、经济承受能力等因素，尽可能避免、推迟或减少药物的副作用和运动并发症。进行抗帕金森病药物治疗时，特别是使用左旋多巴时不能突然停药，以免发生撤药恶性综合征。

第二节　帕金森病的药物治疗

根据临床症状严重程度的不同，帕金森病的病程分为早期和中晚期，Hoehn-Yahr 1～2.5级为早期，Hoehn-Yahr 3～5级为中晚期，应针对帕金森病的不同时期采用不同的药物进行治疗。

一、早期帕金森病的治疗

一旦早期诊断，应尽早开始治疗，争取掌握疾病的修饰时机，这一时期对今后帕金森病的整个治疗起关键性作用。早期治疗可以分为非药物治疗（包括认识和了解疾病、补充营养、加强锻炼、坚定战胜疾病的信心及社会和家人对患者的理解、关心与支持）和药物治疗。一般疾病初期多予单药治疗，但也可采用优化的小剂量多种药物（体现多靶点）的联合应用，力求达到疗效较好、维持时间更长而运动并发症发生率最低的目标。

药物治疗包括疾病修饰治疗药物治疗和症状性治疗药物治疗。疾病修饰治疗药物治疗除了具有可能的疾病修饰作用外，也具有改善症状的作用；症状性治疗药物治疗除了能够明显改善疾病症状外，也部分兼具一定的疾病修饰作用。

疾病修饰治疗的目的是延缓疾病的进展。目前，临床上可能有疾病修饰作用的药物主要包括单胺氧化酶B型（MAO-B）抑制剂和多巴胺受体（DR）激动剂等。MAO-B抑制剂中的司来吉兰+维生素E（DATATOP）和雷沙吉兰（ADAGIO）临床试验证明其可能具有延缓疾病进展的作用；DR激动剂中的普拉克索CALM-PD研究和罗匹尼罗REAL-PET研究提示其可能具有疾病修饰的作用。大剂量（每天1 200mg）辅酶Q10的临床试验也提示其可能具有疾病修饰的作用。

（一）首选药物原则

（1）早发型患者，在不伴有智能减退的情况下，可有如下选择：①非麦角类DR激动剂。②MAO-B抑制剂。③金刚烷胺。④复方左旋多巴。⑤复方左旋多巴+

COMT抑制剂。首选药物并非按照以上顺序，需根据不同患者的具体情况选择不同方案。若遵照美国、欧洲的治疗指南应首选方案①、②或⑤；若患者由于经济原因不能承受高价格的药物，则可首选方案③；若因特殊工作之需，力求显著改善运动症状，或出现认知功能减退，则可首选方案④或⑤；也可在小剂量应用方案①、②或③时，同时小剂量联合应用方案④。在震颤明显而其他抗帕金森病药物疗效欠佳的情况下，可选用抗胆碱能药，如苯海索。

（2）晚发型或伴有智能减退的患者，一般首选复方左旋多巴治疗。随着症状的加重，疗效减退时可添加DR激动剂、MAO-B抑制剂或COMT抑制剂治疗。尽量不使用抗胆碱能药物，尤其针对老年男性患者，因其具有较多的副作用。

（二）治疗药物

（1）抗胆碱能药。目前国内主要应用苯海索，剂量为1～2 mg，每天3次。主要适用于伴有震颤的患者，而对于无震颤的患者不推荐应用。对于<60岁的患者，要告知长期应用本类药物可能会导致其认知功能下降，所以要定期复查认知功能，一旦发现患者的认知功能下降则应立即停用；对于≥60岁的患者最好不应用抗胆碱能药。闭角型青光眼及前列腺肥大患者禁用。

（2）金刚烷胺。剂量为50～100 mg，每天2～3次，末次应在下午4时前服用。对少动、强直、震颤均有改善作用，并且对改善异动症有帮助（C级证据）。肾功能不全、癫痫、严重胃溃疡、肝病患者慎用，哺乳期妇女禁用。

（3）复方左旋多巴（苄丝肼左旋多巴、卡比多巴/左旋多巴）。初始用量为62.5～125.0 mg，每天2～3次，根据病情而逐渐增加剂量至疗效满意和不出现副作用的适宜剂量维持，餐前1小时或餐后1.5小时服药。以往多主张尽可能推迟应用，因为早期应用会诱发异动症；现有证据提示早期应用小剂量（≤400 mg/天）并不增加异动症的发生风险。复方左旋多巴常释剂具有起效快的特点，而控释剂具有维持时间相对长，但起效慢、生物利用度低的特点，在使用时，尤其是2种不同剂型转换时需加以注意。活动性消化道溃疡者慎用，闭角型青光眼、精神病患者禁用。

（4）DR激动剂。目前大多推崇非麦角类DR激动剂为首选药物，尤其适用于早发型帕金森病患者的病程初期。因为，这类长半衰期制剂能避免对纹状体突触后膜的DR产生"脉冲"样刺激，从而预防或减少运动并发症的发生。激动剂均应从小剂量开始，逐渐增加剂量至获得满意疗效而不出现副作用为止。DR激动剂的副作用与复方左旋多巴相似，不同之处是它的症状波动和异动症发生率低，而直立性低血压、脚踝水肿和精神异常（幻觉、食欲亢进、性欲亢进等）的发生率较高。

DR激动剂有两种类型，麦角类包括溴隐亭、培高利特、d–二氢麦角隐亭、卡麦角林和麦角乙脲；非麦角类包括吡贝地尔、普拉克索、罗匹尼罗、罗替高汀和阿扑吗啡。麦角类DR激动剂可导致心脏瓣膜病变和肺胸膜纤维化，因此，目前已不主张使用，临床推荐使用非麦角类DR激动剂，可作为早发型患者病程初期的首选药物。

非麦角类DR激动剂：①吡贝地尔缓释剂。初始剂量为50 mg，每天1次，易产生副反应，患者可改为25 mg，每天2次，第2周增至50 mg，每天2次，有效剂量为150 mg/天，分3次口服，最大剂量不超过250 mg/天。②普拉克索。有两种剂型：常释剂和缓释剂。常释剂的用法：初始剂量为0.125 mg，每天3次（个别易产生副反应患者则为1~2次），每周增加0.125 mg，每天3次，一般有效剂量为0.50~0.75 mg，每天3次，最大剂量不超过4.5 mg/天。缓释剂的用法：每天的剂量与常释剂相同，但为每天1次服用。③罗匹尼罗。初始剂量为0.25 mg，每天3次，每周增加0.75 mg至每天3 mg，一般有效剂量为每天3~9 mg，分3次服用，每天最大剂量为24 mg。④罗替高汀。初始剂量2 mg，每天1次，每周增加2 mg，一般有效剂量早期患者为每天6~8 mg，中晚期患者为每天8~16 mg。⑤阿扑吗啡。舌下含服或皮下注射。前4种药物2018年被国际运动障碍协会循证评估为有效，临床有用。上述5种药物之间的剂量转换为：吡贝地尔：普拉克索：罗匹尼罗：罗替高汀：阿扑吗啡=100：1：5：3.3：10，因个体差异，剂量换算值仅供参考。

（5）MAO–B抑制剂。主要有司来吉兰和雷沙吉兰，其中司来吉兰有常释剂和口腔黏膜崩解剂。司来吉兰（常释剂）的用法为2.5~5.0 mg，每天2次，在早晨、中午服用，勿在傍晚或晚上应用，以免引起失眠，或与维生素E 2000 U合用（DATATOP方案）；口腔黏膜崩解剂的吸收、作用、安全性均好于司来吉兰常释剂，用量为1.25~2.50 mg/天。雷沙吉兰的用量为1 mg，每天1次，早晨服用。胃溃瘀者慎用，禁与5-羟色胺选择性重摄取抑制剂（SSRI）合用。

（6）COMT抑制剂。在疾病早期，首选复方左旋多巴+COMT抑制剂如恩他卡朋双多巴片（为恩他卡朋/左旋多巴/卡比多巴复合制剂），按左旋多巴剂量不同分成4种剂型治疗，不仅可以改善患者症状，而且有可能预防或延迟运动并发症的发生。但FIRST-STEP及STRIDE-PD研究提示恩他卡朋双多巴片的早期应用并不能推迟运动并发症且增加异动症发生的概率，该结论目前尚存争议，有待进一步验证。在疾病中晚期，应用复方左旋多巴疗效减退时可以添加恩他卡朋或托卡朋治疗而达到进一步改善症状的效果。恩他卡朋用量为每次100～200 mg，服用次数与复方左旋多巴相同，若每天服用复方左旋多巴次数较多，也可少于复方左旋多巴次数，需与复方左旋多巴同服，单用无效。托卡朋每次用量为100 mg，每天3次，第一剂与复方左旋多巴同服，此后间隔6 h服用，可以单用，每天最大剂量为600 mg。其药物副作用有腹泻、头痛、多汗、口干、转氨酶升高、腹痛、尿色变黄等。托卡朋可能会导致肝功能损害，需严密监测肝功能，尤其在用药之后的前3个月。

二、中晚期帕金森病的治疗

中晚期帕金森病，尤其是晚期帕金森病的临床表现极其复杂，有疾病本身的进展，也有药物副作用或运动并发症的因素作用其中。对中晚期帕金森病患者的治疗，一方面要继续力求改善患者的运动症状，另一方面要妥善处理一些运动并发症和非运动症状。

（一）运动并发症的治疗

运动并发症（症状波动和异动症）是帕金森病中晚期常见的症状，调整药物种类、剂量及服药次数可以改善症状，手术治疗如脑深部电刺激（deep brain stimulation，DBS）术亦有疗效。

（1）症状波动的治疗：症状波动主要包括剂末恶化、"开-关"现象。

剂末恶化的处理方法为：①不增加服用复方左旋多巴的每天总剂量，而适当增加每天服药次数，减少每次服药剂量（以仍能有效改善运动症状为前提），或适当增加每天总剂量（在原有剂量不大的情况下），每次服药剂量不变，而增加服药次数。②由常释剂换用控释剂以延长左旋多巴的作用时间，在早期出现剂末恶化，尤其发生在夜间时为较佳选择，剂量需增加20%～30%［美国指南认为不能缩短"关"期，为C级证据；英国国立临床规范研究所（NICE）指南推荐可在晚期患者中应用，但不作为首选，为B级证据］。③加用长半衰期的DR激动剂，其中普拉克索、罗匹尼罗为B级证据，卡麦角林、阿扑吗啡为C级证据，溴隐亭不能缩短"关"期，为C级证据，若已用DR激动剂而疗效减退，则可尝试换用另一种DR激动剂。④加用对纹状体产生持续性DA能刺激的COMT抑制剂，其中恩他卡朋为A级证据，托卡朋为B级证据。⑤加用MAO-B抑制剂，其中雷沙吉兰为A级证据，司来吉兰为C级证据。⑥避免饮食（含蛋白质）对左旋多巴吸收及通过血脑屏障的影响，宜在餐前1小时或餐后1.5小时服药，调整蛋白饮食可能有效。⑦手术治疗主要为丘脑底核（STN）行DBS有效，为C级证据。对"开-关"现象的处理较为困难，可以选用口服DR激动剂，或可采用微泵持续输注左旋多巴甲酯或乙酯或DR激动剂（如麦角乙脲等）。

（2）异动症的治疗：异动症（AIMs）又称为运动障碍，包括剂峰异动症、双相异动症和肌张力障碍。

对剂峰异动症的处理方法为：①减少每次复方左旋多巴的剂量。②若患者是单用复方左旋多巴，可适当减少剂量，同时加用DR激动剂，或加用COMT抑制剂。③加用金刚烷胺（C级证据）。④加用非典型抗精神病药，如氯氮平。⑤若使用复方左旋多巴控释剂，则应换用常释剂，避免控释剂的累积效应。

对双相异动症（包括剂初异动症和剂末异动症）的处理方法为：①若使用复方左旋多巴控释剂，则应换用常释剂，最好换用水溶剂，可以有效缓解剂初异动症。②加用长半衰期的DR激动剂或延长左旋多巴血浆清除半衰期的COMT抑制剂，可以缓解剂末异动症，也可能有助于改善剂初异动症。目前，MDS循证提示普拉克索有效的证据不足，需要更多的研究。而针对晨起肌张力障碍，处理方法为：睡前加用复方左旋多巴控释片或长效DR激动剂，或在起床前服用复方左旋多巴常释剂或水溶剂；对"开"期肌张力障碍的处理方法同剂峰异动症。手术治疗方式主要为DBS，证明有效。其他正在进行有关异动症的临床研究涉及药物靶点主要是5-羟色胺能、谷氨酸能、γ-氨基丁酸能和去甲肾上腺素能等非多巴胺通路，研究结果有待明确。

（二）姿势平衡障碍的治疗

姿势平衡障碍是帕金森病患者摔跤的最常见原因，可通过调整药物剂量或添加药物等措施纠正。但像冻结步态，则易在变换体位如转身、起身和弯腰时发生，目前缺乏有效的治疗措施，部分患者对增加复方左旋多巴剂量或添加MAO-B抑制剂和金刚烷胺可能奏效。调整药物剂量或添加药物偶尔奏效。主动调整身体重心、踏步走、大步走、听口令、听音乐、拍拍子行走或跨越物体（真实的或假想的）等可能有益。必要时使用助行器甚至轮椅，做好防护。

（三）非运动症状的治疗

帕金森病的非运动症状涉及许多类型，主要包括精神障碍、自主神经功能障碍、睡眠障碍和感觉障碍，需给予积极的治疗。

（1）精神障碍的治疗。最常见的精神障碍包括抑郁和（或）焦虑、幻觉、认知障碍或痴呆等。首先需要甄别患者的精神障碍是由抗帕金森病药物诱发，还是由疾病本身导致。若为前者，则需根据易诱发患者精神障碍的概率而依次逐减或停用如下抗帕金森病药物：抗胆碱能药、金刚烷胺、MAO-B抑制剂、DR激动剂。若采取以上措施，患者的症状仍然存在，在不明显加重帕金森病的运动症状的前提下，可将复方左旋多巴逐步减量。如果药物调整效果不理想，则提示患者的精神障碍可能由疾病本身导致，就要考虑对症用药。针对幻觉和妄想的治疗，推荐选用氯氮平或喹硫平，前者的作用稍强于后者，但是氯氮平会有1%～2%的概率导致粒细胞缺乏症，故需监测血细胞计数。对于抑郁和（或）焦虑的治疗，可应用选择性SSRI，也可应用DR激动剂，尤其是普拉克索，既可以改善运动症状，又可改善抑郁症状。劳拉西泮和地西泮缓解易激惹状态十分有效。针对认知障碍和痴呆的治疗，可应用胆碱酯酶抑制剂，如利伐斯明、多奈哌齐等，以及美金刚，其中利伐斯明的证据较为充分。

（2）自主神经功能障碍的治疗。最常见的自主神经功能障碍包括便秘、泌尿障碍和位置性低血压等。对于便秘，摄入足够的水、水果、蔬菜、纤维素和乳果糖

（每天10～20 g）或其他温和的导泻药物能改善症状，如龙荟丸、大黄片、番泻叶等。也可加用胃蠕动药，如多潘立酮、莫沙必利等。需要停用抗胆碱能药并增加运动。对泌尿障碍中的尿频、尿急和急迫性尿失禁的治疗，可采用外周抗胆碱能药，如奥昔布宁、溴丙胺太林、托特罗定和莨菪碱等。而对于逼尿肌无反射者则给予胆碱能制剂（但需慎用，因会加重帕金森病的运动症状），若出现尿潴留，应采取间歇性清洁导尿；若由前列腺增生肥大引起，严重者必要时可进行手术治疗。位置性低血压患者应增加盐和水的摄入量，睡眠时抬高头位，不要平躺，可穿弹力裤，不要快速地从卧位或坐位起立，首选α-肾上腺素能激动剂米多君治疗，且疗效较好，也可使用选择性外周多巴胺受体拮抗剂多潘立酮。

（3）睡眠障碍的治疗。睡眠障碍主要包括失眠、快速眼动期行为障碍、白天过度嗜睡（EDS）。失眠最常见的问题是睡眠维持困难（又称睡眠破碎）。频繁觉醒可能使得震颤在浅睡眠期再次出现，或者由于白天服用的多巴胺能药物浓度在夜间已耗尽，患者夜间运动不能而导致翻身困难，或者夜尿增多。如果与夜间的帕金森病症状相关，则加用左旋多巴控释剂、DR激动剂或COMT抑制剂则会有效。如果正在服用司来吉兰或金刚烷胺，尤其在傍晚服用者，首先需纠正服药时间，需在早晨、中午服用司来吉兰，金刚烷胺需在下午4点前服用。若无明显改善，则需减量甚至停药，或选用短效的镇静安眠药。对RBD患者可睡前给予氯硝西泮，一般0.5 mg就能奏效。EDS可能与帕金森病的严重程度和认知功能减退有关，也可与抗帕金森病药物DR激动剂或左旋多巴应用有关。如果患者在每次服药后出现嗜睡，则提示药物过量，将用药减量会有助于改善EDS。也可给予左旋多巴控释剂代替常释剂，可能有助于避免或减轻服药后嗜睡。

（4）感觉障碍的治疗。最常见的感觉障碍主要包括嗅觉减退、疼痛或麻木、不宁腿综合征（RLS）。嗅觉减退在帕金森病患者中相当常见，且多发生在运动症状出现之前多年，但是，目前尚无明确措施能够改善嗅觉障碍。疼痛或麻木在帕金森病尤其在晚期帕金森病患者中比较常见，可能是疾病引起，也可能是伴随骨关节病变所致，如果抗帕金森病药物治疗"开"期疼痛或麻木减轻或消失，"关"期复现，则提示是帕金森病所致，可以调整治疗以延长"开"期；反之，则是其他疾病或其他原因引起，可以选择相应的治疗措施。对伴有RLS的帕金森病患者，在入睡前2小时内选用DR激动剂如普拉克索治疗十分有效，或给予复方左旋多巴也可奏效。

知 识 链 接

1. 左旋多巴是治疗帕金森病的特效药吗？

帕金森病患者脑内多巴胺减少，若补充外源性多巴胺，却因血脑屏障关系而不能到脑内，只有左旋多巴（小部分）才能通过血脑屏障。20世纪70年代早期，由于有效地使用了左旋多巴疗法，使通过血脑屏障的左旋多巴在脑内转化成多巴胺，起到了治疗作用，从而使大多数帕金森病患者的症状（如运动减少和肌强直等）和体征得到了显著改善，左旋多巴被称为治疗帕金森病的特效药。

但约有15%的帕金森病患者在使用左旋多巴后无效。这些无反应者中多数可能是突触后性帕金森综合征患者，而不是帕金森病患者。故左旋多巴治疗无效提示以下可能：误诊所致；药物的相互作用（同时应用多巴胺受体阻滞剂）和药代动力学原因，如剂量不足、胃排空迟缓、高蛋白质饮食中氨基酸的竞争作用。但无论何种情况，几乎全部的帕金森病患者在使用左旋多巴3～8年后，左旋多巴都会失效。

左旋多巴治疗用药应从小剂量开始，以后逐渐增加服药次数和剂量。左旋多巴在体内吸收和运输的过程中，大多数在外周被破坏掉，只有小部分到达脑内。使用左旋多巴会出现如恶心、呕吐、胃肠道不适、心律不齐、直立性低血压、失眠、肝功能损害、精神异常等副作用。对被诊断为黑色素瘤的患者应禁用左旋多巴。有明显精神病、痴呆、溃疡病和心律不齐的患者应慎用此药。由于用药剂量大，副作用较多，目前，世界上只有少数国家在应用左旋多巴，而在大多数国家中，此药已被复方左旋多巴制剂（美多巴、息宁等）替代。

2. 为什么左旋多巴不能和维生素B_6合用？

首先要了解多巴胺的代谢途径。多巴胺的前体是左旋多巴，只有左旋多巴才能进入脑内。左旋多巴进入脑内后，在黑质细胞内脱羧后再转变为多巴胺而发挥作用。维生素B_6是左旋多巴转变为多巴胺的一种脱羧辅酶，应用后可增加左旋多巴脑外脱羧作用，而转化为多巴胺。换言之，当服用左旋多巴制剂后进入脑内的只有小部分，大部分均在周围被破坏。再服用维生素B$_6$可进一步加强左旋多巴在脑外的脱羧，使进入脑内的左旋多巴减少，不利于治疗。

3. 美多巴与哪些药物有交互作用？

（1）麻醉剂：芬太尼、氟哌啶、泮库溴铵、氯琥珀胆碱、环丙烷、阿库氯胺、三氯乙烷、毒碱都不可使用。可使用苯巴比妥、戊巴比妥、一氧化氮。

（2）抗糖尿病药：可使用。

（3）抗癫痫药：氯硝西泮（氯硝基安定）可用，苯妥英钠慎用。

（4）抗高血压药：利血平、胍乙啶、甲基多巴、血管紧张素转化酶抑制剂（ACEI）类慎用。

（5）抗组胺药：都可使用。

（6）利尿剂：都可使用。

（7）抗生素：都可使用。

（8）抗精神病药：单胺氧化酶抑制剂I型不可用。

（9）抗精神抑郁药：不可使用或慎用（奋乃静慎用）。

（10）抗焦虑药：可使用。

（11）拟交感神经药：慎用肾上腺素、麻黄碱、去甲肾上腺素、异丙肾上腺素。

（12）解痉药：罂粟碱不可使用。

（13）其他药物：治疗高血压药物，如ACEI制剂卡托普利（开搏通）、贝那普利（洛丁新）、西拉普利等，与美多巴合用因交互作用可能会增高血压，故需定期监测。有学者认为，降糖药与美多巴合用，会影响降糖效果。

（黄晓芸）

● **参考文献**

［1］中华医学会神经病学分会帕金森病及运动障碍学组，中国医师协会神经内科医师分会帕金森病及运动障碍学组. 中国帕金森病治疗指南（第四版）［J］. 中华神经科杂志，2020，53（12）：973-986.

［2］LI G，MA J，CUI S，et al. Parkinson's disease in China: a forty-year growing track of bedside work［J］. Translational Neurodegeneration，2019，8（1）：22.

第十二章

Parkinson's Disease

帕金森病的非药物治疗

第一节　帕金森病的其他治疗

一、康复与运动疗法

康复与运动疗法对帕金森病症状的改善乃至对延缓病程的进展有一定的帮助，我国帕金森病治疗指南建议该疗法应用于帕金森病程的全周期。帕金森病患者多存在步态障碍、姿势平衡障碍、语言和（或）吞咽障碍等，可以根据不同的行动障碍进行相应的康复或运动训练，如健身操、太极拳、慢跑等运动，进行语言障碍训练、步态训练、姿势平衡训练等。若能每天坚持，则有助于提高患者的生活自理能力，改善运动功能，并能延长药物的有效期。

二、心理疏导

帕金森病患者多存在抑郁等心理障碍，抑郁可以发生在帕金森病运动症状出现前和出现之后，是影响患者生活质量的主要危险因素之一，同时也会影响抗帕金森病药物治疗的有效性。因此，对帕金森病的治疗不仅需要关注改善患者的运动症状，而且要重视改善患者的抑郁等心理障碍，给予患者有效的心理疏导和抗抑郁药物治疗，从而达到更满意的治疗效果。

三、照料护理

对帕金森病患者除了给予专业性的药物治疗以外，科学的护理对提高患者的生活质量亦同样重要。科学的护理往往对有效控制病情、改善症状能起到一定的辅助治疗作用，同时也能够有效地防止误吸或跌倒等可能发生的意外事件。

总之，帕金森病的治疗没有绝对的固定模式，因为不同患者之间的症状可能会存在区别，对治疗的敏感度也存在一定差异。不同患者对治疗的需求不同，同一患者在不同病程对治疗的需求也不尽相同，因此，在临床实际应用时，需注意详细了解患者的病情（疾病严重程度、症状类型等）、治疗反应情况（是否有效、起效时间、作用维持时间、"开"期延长和"关"期缩短时间、有无副作用或并发症）等。

第二节　帕金森病的手术治疗

对于原发性帕金森病，早期药物治疗显效快，而长期治疗的疗效明显减退，或出现严重的运动波动及异动症者可考虑手术治疗。临床上，手术方式主要有：神经核毁损术（丘脑切开术、苍白球切开术、丘脑底核毁损术）和DBS。DBS因其相对无创、安全并具有可调控性而作为主要选择。

DBS疗法，是美国斯科特斯德梅奥临床医学中心的神经病学专家们率先施行的一种深度脑刺激疗法，不仅对肌张力障碍患者的生活具有明显的改善作用，而且对晚期帕金森病和严重原发性震颤也有效。DBS疗法主要是将电极植入患者脑内，运用脉冲发生器刺激其大脑深部的某些神经核，纠正异常的大脑电环路，从而减轻某些神经方面的症状。与永久性的不可调节和不可逆的损伤大脑的治疗方法（烧灼或放疗）不同，DBS并不破坏大脑结构，患者还可接受进一步的治疗。DBS手术治疗适应证详见《中国帕金森病脑深部电刺激疗法专家共识（第二版）》。

DBS适应证：

（1）帕金森病：①诊断明确，四大症状中至少有两个症状，且一定有震颤或强直。②症状明显，为中度或重度帕金森病，停药时病情≥Ⅲ期。③即使加大帕金森病药物治疗剂量，效果仍不满意。④有明显的药物毒性作用，如"开–关"现象和异动症等。⑤药物副作用大，不能耐受。

（2）特发性震颤：症状明显，药物治疗效果差，影响患者的工作和生活。

（3）肌张力障碍性疾病：症状明显，药物治疗效果差，影响患者的工作和生活。

DBS禁忌证：

（1）药物治疗没有效果、继发或不典型的帕金森综合征，有严重痴呆症或抑郁症及病情严重的晚期患者。

（2）有严重心肺疾病和严重高血压病者。

（3）有严重出血倾向者。

（4）对DBS治疗效果和并发症缺乏认识者。

需要强调的是，手术可以明显改善患者的运动症状，但不能根治疾病，术后仍需接受药物治疗，但可相应减少剂量。手术需严格掌握其适应证，非原发性帕金森病的帕金森叠加综合征是手术的禁忌证。手术对肢体震颤和（或）肌强直有较好的疗效，但对躯体性中轴症状，如姿势平衡障碍则无明显疗效。DBS手术靶点主要有苍白球内侧部（GPI）、丘脑腹中间核（VIM）和STN，其中在STN行DBS对改善震颤、强直、运动迟缓和异动症的疗效最为显著。术前对左旋多巴敏感可作为STN、DBS治疗估计预后的指标（B级证据），年龄和病程可作为STN、DBS估计预后的指标，病程短的年轻患者可能较病程长且年龄大的患者术后改善更为明显（C级证据）。

知 识 链 接

1. DBS手术是否可以改善帕金森病患者的所有症状？

DBS手术可以明显改善患者的运动症状，对肢体震颤和（或）肌强直有很好的疗效。以此类症状为主的患者术后可以获得"新生"，生活能够自理，甚至重返工作岗位。但对躯体性中轴症状如姿势平衡障碍则无明显疗效，可以通过康复锻炼等尽量改善。对于非运动症状（如睡眠障碍、感觉障碍等）疗效不确定，目前多需通过药物控制。

2. DBS手术是否可以治愈帕金森病？

目前，帕金森病尚无治愈的办法。但在符合条件的情况下，及早接受DBS手术，不仅可以明显改善患者的症状，提高患者的生活质量，还可以延缓疾病的进展。也就是说，DBS手术不仅延长了患者的生命，同时使患者有质量的生存时间大大增加。

3. DBS术后是否可以停止药物治疗？

DBS手术与药物的作用机制不同，因此这两种方法并无冲突之处，可以互为补充。患者接受DBS治疗后其用药原则与术前没有本质上的差异，术后用药初始剂量同术前，根据患者的反应调整用药，以最小有效剂量控制患者的运动症状。开始1个月内即可减少服药的数量及种类，多数患者在术后3个月至半年开始进行药物调整，最终可以减少30%～70%的用量。

（黄晓芸）

● **参考文献**

[1] 中华医学会神经外科学分会功能神经外科学组，中华医学会神经病学分会帕金森病及运动障碍学组，中国医师协会神经内科医师分会帕金森病及运动障碍学组，等. 中国帕金森病脑深部电刺激疗法专家共识（第二版）[J]. 中华神经外科杂志，2020，36（4）：325-337.

[2] VACCA V M. Parkinson disease：enhance nursing knowledge [J]. Nursing，2019，49（11）：24-32.

第十三章

Parkinson's
帕金森病的康复治疗
Disease

一、为什么帕金森病患者需要康复治疗

目前，帕金森病的症状复杂多样，常导致多种不同程度的功能障碍，严重影响患者的日常生活能力。药物治疗仍是帕金森病的主要治疗方法，而康复治疗被认为可以改善帕金森病患者的多种功能障碍，提高其生活自理能力，甚至有研究报道称康复治疗可延缓疾病的进展。

二、如何制订康复管理计划

康复管理包括健康宣教：倡导积极的生活方式，缓解紧张和时间压力，优化日常活动。家居环境改造及辅助器具使用：使用辅助器具、适应性工具和环境改造可以弥补患者认知和运动方面的缺陷，减少跌倒次数，提高完成各种操作和任务的质量，使患者的家庭生活更独立、更安全，也可以减轻照料者的负担，使护理工作变得省力。如重新安排房间里的家具，创建一个畅通无阻的行走和转弯路线；或提高床/椅/沙发的高度，垫高马桶，方便患者转移。

三、帕金森病患者康复的注意事项

患者应在一天状态较好的时期（"开"期）锻炼体能和学习新的运动技能；在功能受限的时间和环境中（如"关"期，或家里），在保证安全的前提下，运用在实践中已掌握的运动策略和技能改善活动受限。康复训练应遵循个体化和针对性原则，给予适当强度训练，每次训练以30～60分钟为宜，每天1～2次，每周5次以上。运动中感到疲劳和出汗可能是正常现象，但如果发生以下情况要停止训练并及时就医：恶心、胸闷、胸痛，呼吸急促（如每分钟超过40次），头晕或眩晕，心动过速，疼痛，冷汗或有严重疲劳感等。

四、如何对患者实施运动功能康复

（一）制订运动策略

运动策略包括心理提示策略、外部提示策略和认知运动策略三种策略，训练时

强调任务特异性，最适合在帕金森病患者活动受限的场合进行。

心理提示策略训练要求将注意力有意识地集中于当前任务，以改善运动表现。如要求患者步行时要想着迈大步，转弯时要转大弯，写作时写大字。

外部提示策略训练利用听觉、视觉、本体觉等外部提示，可帮助患者启动运动或促使运动继续进行，有助于改善起步困难和冻结步态。听觉提示可以是听节奏感强的进行曲、节拍或口令等；视觉提示主要为看类似斑马线的线条、人行道的瓷砖或地板图案等；本体觉提示通常为感受振动腕带传出的有节奏的振动。

认知运动策略训练，又称复杂运动序列训练，是指通过将复杂运动分解成多个简单步骤，让患者集中注意力按顺序逐步完成，以改善患者做复杂动作难的情况，尤其是改善患者的转移能力。通过指导和示范进行针对性训练，鼓励患者在开始运动或完成任务前，通过运动想象和内心演练来预演这些步骤。

（二）躯体运动功能的康复训练方法

（1）放松训练：常用深呼吸法和想象放松法。进行有节奏的躯干旋转和推拿按摩等方法可改善僵硬的肌群。

（2）关节活动范围训练：进行躯干与四肢各个关节全范围的主动或被动活动，重点是屈曲肌群的牵伸和胸廓的扩张运动。要注意避免过度牵拉及疼痛。

（3）肌力训练：重点训练核心肌群及四肢近端肌群。可利用手法和器械进行渐进式抗阻训练。

（4）姿势训练：重点为躯干屈曲姿势的矫正，如借助姿势镜进行抗重力伸展训练。

（5）平衡训练：包括坐位和立位下三级平衡（一级静态、二级自动态和三级他动态平衡）训练，可通过重心的高低、支撑面的大小和睁闭眼等调整训练难度。也可以借助平衡板、平衡垫和平衡仪进行训练。

（6）步态训练：重点在于矫正躯干前倾姿势，改善追赶身体重心所致的慌张步态。建议患者行走时抬头挺胸，足跟先着地，可借助姿势镜进行原地高抬腿踏步和双上肢摆臂训练，提高上下肢协调性。可通过增大步幅、增快步速、跨越障碍物、绕障碍行走和变换行走方向等方法调整步行训练难度。

（7）转移训练：包括床上翻身和平移、床边坐起、座位起立和床椅转移等训练。晚期患者应在床上定时翻身，可进行床椅间体位变换训练。

（8）手功能活动训练：重点进行够取、抓握和操控物体训练，提高活动的速度、稳定性、协调性和准确性。如用不同大小、形状、质量和材质的杯子（纸杯和玻璃杯等）喝水，使用各种餐具和扣纽扣等。

（9）双重任务训练：通常为步行的同时进行另一项运动或认知任务训练。如行走时举着一个盛满水的杯子（步行与携带双重任务），或边走边说出以"发"字开头的词语（行走与言语流畅性双重任务）。

（三）言语功能训练

重点针对言语产生的呼吸系统（腹式和胸式呼吸）、发声系统（声带和喉）和调音系统（唇、舌、齿、下颌和软腭等）进行训练，改善音强、音调和音质，以提高言语清晰度。

（四）呼吸训练

采用呼吸训练扩大腹式呼吸（膈肌）及胸式呼吸（肋间肌）的活动范围等。如反复进行深呼吸训练，以增大胸廓扩展度；通过增加肺活量提高音量；通过延长呼气时间增加言语长度等。

（五）发声训练

励-协夫曼语音治疗（Lee Silverman Voice Treatment，LSVT）被认为是针对帕金森病特异且有效的语音治疗技术。通过对声带和喉部的控制训练，以及延长元音最长持续发声时间训练，改善音强、音调和音质。

（六）调音训练

重点进行口颜面肌肉（如唇、舌）等调音器官的运动训练，以改善其僵硬程度，增加其活动度、运动协调性和发音清晰度。

（七）吞咽功能训练

吞咽功能训练的目的在于改善吞咽肌肉运动的速度和协调性，加强吞咽器官的感知能力，以便安全、充分、独立摄取足够的营养和水分，并改善流涎情况。通过进行唇、舌和下颌的运动功能训练改善口腔期障碍。改善咽期障碍以发声训练为主，通过强化声带闭锁、延长呼气时间，改善呼吸控制，从而实现声门上吞咽，改善咳嗽能力，降低误吸风险。对于偶有饮水呛咳的轻度吞咽障碍患者，建议使用增稠剂等方法改变食物性状，选择不容易引起误吸的质地均匀的糊状半流质食物，或减少一口量。对于吞咽障碍较重且有明显误吸风险或摄食不足的患者，应尽早使用管饲，短期可以鼻胃管喂养，长期建议经皮内镜下胃造瘘喂养。对于咀嚼时间过长和（或）食物留在口中不吞咽或吞咽启动缓慢的患者，提示按步骤有意识地吞咽，可通过连续多次努力吞咽，或尝试吞咽时下颌回缩（点头吞咽）以适当代偿，增加吞咽力度，以减少咽部食物残留。对于流涎明显的患者，提醒充分闭合口唇和增加吞咽唾液的频率，重度流涎可采用唾液腺肉毒毒素注射的方法。

五、非运动功能康复

（一）认知功能康复

认知训练主要是进行注意、执行和视空间等功能训练，将训练内容与日常生活工作任务结合可更好地促进患者认知功能的改善。让患者参加一系列群体活动和讨论，可提高患者认知功能和社会功能。运动训练对认知功能有促进作用，如骑脚踏车、跑步和渐进性抗阻训练。认知训练与运动训练联合进行，对认知功能的改善作用更明显。

（二）情绪康复

常用认知行为疗法，通过改变思维/信念和行为来改变不良认知，达到消除不良情绪和行为的效果。其中合理情绪行为疗法是通过改变不合理的信念，达到改变和控制情绪及行为的效果。

（三）睡眠康复

应根据帕金森病患者睡眠障碍的原因和类型进行个体化治疗。失眠常用的康复手段有刺激控制疗法和睡眠限制疗法。刺激控制疗法以改善睡眠环境与睡意之间的相互作用为主，恢复卧床作为诱导睡眠信号的作用，使患者易于入睡。睡眠限制疗法旨在改变不良的睡眠习惯，减少床上非睡眠行为，引起轻度睡眠剥夺，重新建立床与睡眠的条件反射，提高睡眠效率。

（四）疼痛康复

帕金森病疼痛的形式多种多样，以骨骼肌疼痛最常见，抑郁可诱发和加重帕金森病的相关疼痛。除对因治疗外，物理因子治疗（如水疗、温热疗法）、中医推拿、规律的体育锻炼均可缓解疼痛。如需要可联合使用镇痛药。

（五）泌尿功能康复

尿失禁的主要康复方法包括盆底肌肉自主收缩训练或生物反馈训练，以增强盆底肌肉力量，提高控尿能力。进行膀胱扩张训练，尽量延长排尿间隔，使膀胱容量逐步扩大。尿潴留时，建议定时定量饮水，或采取清洁间歇导尿。

（六）直肠功能康复

主要进行腹肌和盆底肌肉运动训练。养成定时排便习惯，逐步建立排便反射。或通过直肠刺激方法诱发直肠-肛门反射，促进结肠，尤其是降结肠的蠕动。

（七）直立性低血压康复

主要为身体抗压动作训练，包括交叉腿部动作、下蹲位、身体向前弯曲等动作训练。可使用束腹带和穿压力袜等，也可在休息或睡眠时将床头抬高30°～40°。

（八）疲劳康复

休息对疲劳并不一定有缓解作用，但平板训练可以改善疲劳状况。适宜的温度可以减轻帕金森病患者的疲劳，但存在个体差异。

六、太极拳治疗对患者有意义吗

内外兼修、柔和、缓慢、轻灵、刚柔相济的太极拳不仅可以颐养性情，强身健体，对帕金森病的治疗亦大有裨益。一个俄勒冈研究机构（ORI）在四个俄勒冈城市中进行的研究显示，运动能给轻中度帕金森病患者带来显著的益处，研究结果发表在《新英格兰医学杂志》（*The New England Journal of Medicine*）上的一个新研究中，ORI科学家Fuzhong Li博士和他的同事报道了特别设计的每周2次的太极拳训练项目，可以提高受试者的姿势稳定性和步行能力，减少受试者跌倒的次数。上海瑞金医院专家尝试从中华传统运动中寻找破解长期药物治疗帕金森病导致药效减退及运动并发症的良方，结果发现，包括太极拳在内的科学合理的运动可以有效地抗击帕金森病。

（方浩威）

● 参考文献

［1］王会奇，方伯言，刘翠，等. 帕金森病康复治疗研究进展［J］. 中国康复理论与实践，2018，24（7）：763-766.

［2］张通. 神经康复治疗学［M］. 北京：人民卫生出版社，2011.

第十四章

Parkinson's Disease
帕金森病的营养饮食

一、饮食能降低患帕金森病的风险吗

有研究称营养饮食在帕金森病发生、发展中具有不可忽视的作用。各种原因导致的营养不良及饮食不当是增加帕金森病症状及影响药物治疗的危险因素。东京大学一项新研究发现，富含水果、蔬菜和鱼类的"地中海饮食"几乎可以使帕金森综合征的患病危险降低46%。这一研究结果进一步证实了早期多项研究得出的"健康饮食有助于防止不可治愈的帕金森综合征危险"的结论。营养饮食可视为帕金森病的辅助治疗方法之一，以此使患者维持较佳的营养和身体状况，并通过调整饮食，使药物治疗达到更好的效果。

二、什么是"地中海饮食"

"地中海饮食"是指希腊、意大利、西班牙等地中海地区国家的传统饮食文化。其特点是食物多样、营养平衡，食物富含ω–3脂肪酸、抗氧化剂和植物化学物等，具体如下。

（1）以植物食品为基础，包含大量水果、蔬菜、五谷杂粮、豆类、坚果等。

（2）食物简单加工，选用当地、应季的新鲜蔬果作为食材，减少烹饪过程中维生素及抗氧化剂的损失。

（3）烹饪时主要使用富含单不饱和脂肪酸的橄榄油，减少使用富含饱和脂肪酸的动物油及各种人造黄油；脂肪最多可占膳食总能量的35%，而饱和脂肪酸不足7%～8%。

（4）适量吃一些低脂或脱脂的牛奶、酸奶及奶酪。

（5）每周吃2次鱼或者禽类等低脂高蛋白的白肉类食品。

（6）鸡蛋一周不多于7个，烹饪方式不限（也有建议不多于4个）。

（7）用新鲜水果代替甜品、甜食、蜂蜜、糕点类食品。

（8）减少红肉摄入，每月350～550 g，尽量选用瘦肉。

（9）进餐时佐以适量红酒，男性每天不超过2杯，女性不超过1杯。

除平衡的膳食结构之外，"地中海饮食"还强调适量，同时还主张保持健康的生活方式、乐观的生活态度，每天坚持运动。

三、喝咖啡会降低患帕金森病的风险吗

经多项研究得出结论，长期喝咖啡的人患帕金森病的风险较低。咖啡因可以直接下调腺苷A2A受体，对抗腺苷对大脑多巴胺能转运的抑制，并且可以抑制1-甲基-4-苯基-1,2,3,6-四氢吡啶的神经毒性。然而，亦有研究显示，长期喝咖啡仅会明显降低男性患帕金森病的风险，但在女性中，其患病风险与摄入量呈U形曲线，每天摄入1~3杯咖啡时患病风险最小。

四、饮茶会降低患帕金森病的风险吗

茶中富含茶多酚、咖啡因、黄酮类等物质，这些物质有一定的抗氧化、神经保护及抗炎作用，长期喝茶可降低患帕金森病的风险，但没有发现明显的剂量关系。饮用黑茶可降低患帕金森病的风险，而绿茶却没有得出相关性。亦有报道称，每天饮一杯绿茶的中国人群患帕金森病的风险减少30%~40%。

五、哪些蔬菜可以降低患帕金森病的风险

进食富含烟碱的食物愈多，尤其是甜椒，患帕金森病的风险愈低，这一研究刊登于美国《神经病学年鉴》。研究发现，虽然蔬菜整体进食量跟患病与否无关，但进食较多甜椒或其他含烟碱蔬菜的人，患此病的风险将降低约20%。烟碱也称尼古丁。尼古丁不仅仅存在于烟叶之中，也存在于多种茄科植物的果实之中，例如番茄、枸杞子等，而这些蔬菜和药材却被公认为是对人体有益的健康食物。为了预防帕金森病，可考虑适当多食用番茄、枸杞子和甜椒等富含烟碱的食物。

六、乳制品会影响帕金森病吗

摄入大量的乳制品可显著增加女性患帕金森病的风险。推测可能的机制是乳制品降低了循环中尿酸的浓度，尿酸作为一种天然抗氧化剂，可减轻氧化应激损伤以保护神经。

帕金森病的老年患者，由于骨质疏松和骨折等原因可以每天喝1杯牛奶或酸奶来补充身体钙质。但是由于牛奶中的蛋白质成分可能对左旋多巴药物疗效有一定的影响，因此建议安排在晚上睡觉前饮用。另外，吃豆腐、豆腐干等豆制品也可以补充钙质。

早期帕金森病患者提倡正常的蛋白质饮食，蛋白质约占总热量的15%，而低蛋白和蛋白质的再分配饮食原则（约占总热量的10%）更适合晚期合并症状波动的帕金森病患者。

七、脂肪对帕金森病的影响

氧化应激是帕金森病发病机制中的重要环节。不饱和脂肪酸是脂质过氧化的底物，可产生自由基并引起氧化应激反应。有研究表明，摄入过量的动物脂肪可增加患帕金森病的风险。建议尽量不吃肥肉和动物内脏，而用植物油烹调食物。饮食中过高的脂肪会延迟左旋多巴药物的吸收，影响药效。每天摄入大约50 g的肉类，选择精瘦的畜肉、禽肉或鱼肉。肉类食物可以分配在早、晚或午、晚餐中，但是对于一些患者，为了使白天的药效更佳，也可以尝试一天中只在晚餐时安排蛋白质丰富的食物。

八、维生素对帕金森病的影响

适量摄入维生素E，可减少患帕金森病的风险。未发现维生素C与帕金森病患病率的关系。抗氧化物维生素A和维生素C的神经保护作用尚不明确。有研究表明，维生素B_{12}能促进神经髓鞘的完整，减少神经冲动泛化，避免抽动，可有效消解患者运动迟缓、僵硬及震颤等症状。

九、患病中的饮食建议

（1）食欲不振、情绪抑郁或胃排空延迟及胃食管反流是早晚期帕金森病患者经常出现的症状，这可能与自主神经功能紊乱及长期服用药物引起胃肠蠕动减慢、肌肉痉挛等有关。胃排空延迟可引起食欲不振、腹胀等，并且降低药物的吸收。应对措施有如下几点。

①在上述饮食原则的基础上尽量选择个人喜爱的食物和菜式。

②在轻松的环境和气氛中进餐，轻音乐能够促进食欲。

③勿勉强自己一餐进食很多食物。

④每天可以安排3次正餐，2～3次加餐。正餐的分量不宜多，加餐中选择水碳水化合物为主的小吃，如蛋糕、饼干，将食物放在容易拿到的位置。

⑤进食量的增加应循序渐进，不可操之过急。

⑥一般建议空腹服药或随少量食物服药，如果汁、饼干、水果等。恶心、呕吐、厌食多发生在服药初期，后期耐受可能会慢慢好转。

（2）咀嚼、吞咽困难症状通常出现在病程的中晚期，运动迟缓及消化道肌肉肌张力障碍都会引起吞咽困难，影响食物摄入。应对措施有如下几点。

①采用切碎、煮烂食物的方法，或用搅拌机将食物搅成匀浆状。

②选用婴儿营养米粉及其他的营养补充制品。

③增加进餐的次数。

④严重者应在医生或营养师的指导下采取经鼻饲管喂食的方法，以保证身体营养。

⑤可按以下方法训练咀嚼、吞咽功能：a.多吞咽口水，说话前记住吞咽口水。b.每口的食物宜少量，慢慢咀嚼，每口食物吞咽2次。c.喝水时每口的水量宜少，慢慢喝。为了防止将水吸入气管，喝水时勿仰起头。d.用吸管喝水时不要吸得太急，每口的水量也宜少。勿将太长的吸管含在口腔内。e.口中含有食物时不说话。

（3）便秘经常是首发症状，且可恶化运动症状，很多患者受此困扰。水分和膳食纤维在控制便秘方面有同等重要的作用。膳食纤维能增加粪便量，水分则能软化粪便，二者共同促进肠道排出粪便。如果单纯增加膳食纤维的摄入而忽视了水分的补充，粪便会变得更干结，难以排出。应对措施有如下几点。

①作息定时。每天做适量的运动，消除引起精神紧张的因素。

②多喝水、清汤、果汁等，液体摄入量为每天至少1 500～2 000 mL。摄入充足的水分对身体的新陈代谢有利，充足的水分能使身体排出较多的尿，降低膀胱和尿

道细菌感染的概率，充足的水分也能使粪便软化、易排，防止便秘的发生。由于饮水不足和用药的原因，有的患者会出现口干、口渴、眼干的症状，可以尝试每天比前一天多喝半杯水的方法，逐渐增加饮水量至每天6～8杯。

③多吃粗粮（如全麦面包、燕麦片）和薯类（如马铃薯、甘薯），增加纤维饮食（每天至少30～35 g）。富含可溶性纤维的饮食不仅可改善便秘症状，还可提高左旋多巴生物利用率，并改善帕金森病患者的整体运动症状。

④多吃蔬菜和水果，尤其是含水分多的蔬菜和水果。

⑤切忌滥用泻药。

⑥有研究报道，经常摄入含有益生菌的发酵奶可明显改善帕金森病患者慢性便秘症状。

十、帕金森病饮食治疗的一般原则

（1）饮食营养均衡，特别注意液体及纤维的摄入量，结合个体化原则，患者同时患有其他疾病，还要兼顾这些疾病的特殊饮食要求。

（2）优化左旋多巴的药代动力学，避免与营养成分如膳食蛋白质的相互作用。在未服用左旋多巴之前，尽可能提倡一个平衡的地中海式饮食模式。当疾病发展至必须加用左旋多巴后，蛋白质的再分配饮食可改善其吸收。

（3）服药半小时后进餐。通常服用左旋多巴半小时后才可进餐，以便药物能更好地被吸收。

（4）改善胃肠功能紊乱，如吞咽困难、胃食管反流及便秘等。

（5）积极预防、监测随时出现的营养素不足的情况，并适量补充营养素，特别是微量营养素和维生素，如维生素D、维生素B_{12}、辅酶Q10、维生素B_6及维生素E等。

（王明霞）

● 参考文献

［1］刘宋云，熊念，王涛. 与帕金森病预防和治疗相关的饮食研究［J］. 中华神经科杂志，2013，46（10）：663-666.

［2］任思思，万丽，傅启会，等. 吸烟与帕金森病患病风险的Meta分析［J］. 中国医药导报，2016，13（14）：69-73.

［3］HERNÁN M A, TAKKOUCHE B, CAAMAÑOLSORNA F, et al. A meta-analysis of coffee drinking, cigarette smoking, and the risk of Parkinson's disease［J］. Annals of Neurology, 2002, 52（3）：276-284.

［4］ASCHERIO A, ZHANG S M, HERNÁN M A, et al. Prospective study of caffeine consumption and risk of Parkinson's disease in men and women［J］. Annals of Neurology, 2001.

［5］LI F J, JI H F, SHEN L. A meta-analysis of tea drinking and risk of Parkinson's disease［J］. The Scientific World Journal, 2012.

［6］SÄÄKSJÄRVI K, KNEKT P, LUNDQVIST A, et al. A cohort study on diet and the risk of Parkinson's disease：the role of food groups and diet quality［J］. The British journal of nutrition, 2013, 109（2）：329-337.

第十五章

如何预防帕金森病
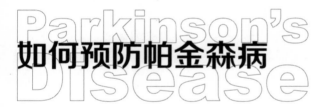

第一节　帕金森病预防的原则

帕金森病是一种发病率较高的慢性进行性神经系统退行性疾病，50岁以上的中老年人是帕金森病的好发人群。到目前为止，研究人员尚未完全阐明帕金森病的确切病因，但研究表明，此病可能与年龄、老化、环境、遗传等因素相关。针对预防的不同时期，具体原则如下。

一、一级预防（无病防病）

（1）有帕金森病家族史及有关基因携带者，均应视为高危人群，须密切监护随访，定期体检，并加强健康教育，重视自我防护。

（2）加大工农业生产环境保护的力度，远离杀虫剂、除草剂，减少有害气体、污水、污物的排放，对可接触到有害化学物品的作业人员应加强劳动防护。

（3）改善广大农村及城镇的饮水设施，保护水资源，减少河水、库水、塘水及井水的污染，保证广大人民群众能喝上安全、卫生的饮用水。

（4）老年人慎用吩噻嗪类、利血平类及氯丙嗪等丁酰苯类药物。

（5）重视老年病（高血压、高脂血症、高血糖、脑动脉硬化等）的防治，增强体质，延缓衰老，防止动脉粥样硬化，对预防帕金森病均能起到积极作用。

（6）加强体育锻炼及脑力活动，增加神经细胞的活性。

（7）如有发现手颤、脚颤、走路慢、活动迟缓、身体僵硬等表现，应早就医、早诊断、早治疗、早获益。

二、二级预防（早发现，早诊断，早治疗）

（1）帕金森病的亚临床期长，若能及早开展临床前期诊断，如嗅觉机能障碍、PET扫描、线粒体DNA、多巴胺抗体、脑脊液化学、电生理等检查，在亚临床期尽早发现帕金森病，采用神经保护剂［如维生素E、超氧化物歧化酶（SOD）、谷胱甘肽及谷胱甘肽过氧化物酶、神经营养因子、塞利吉林〕治疗，可能会延缓整个临床期的过程。

（2）帕金森病早期，虽然黑质和纹状体神经细胞减少，但多巴胺分泌代偿性增加，此时脑内多巴胺含量并未明显减少。在代偿期，一般不主张用药物治疗，可采用理疗，如开展太极拳、水疗、按摩、针灸等治疗，以维持患者的日常工作和生活，尽量推迟抗震颤麻痹药物应用的时间，但也有人主张早期应用小剂量左旋多巴以减少并发症，药物治疗要因人而异。

三、三级预防（延缓病情发展，防止病残，改善生活质量）

（1）积极进行非药物治疗，如理疗、体疗、针灸、按摩等及中西医药物或手术等综合治疗，以延缓病情发展。

（2）重视心理疏导和精神关爱，保证充足睡眠，避免情绪紧张激动，以减少肌震颤加重的诱发因素。

（3）积极鼓励患者主动运动，如吃饭、穿衣、洗漱等，有语言障碍者，可对着镜子努力大声地练习发音，加强关节、肌力活动及劳作训练，尽可能地保持肢体运动功能，防止摔跤及肢体畸形残废。

（4）长期卧床者，应加强生活护理、注意清洁卫生、勤翻身拍背，防止坠积性肺炎及褥疮感染等并发症。帕金森病患者大多死于肺部或其他系统（如泌尿系统等）的感染。注意饮食营养，必要时给予鼻饲。保持大小便通畅，通过不断增强体质，提高免疫功能，降低死亡率（图15-1）。

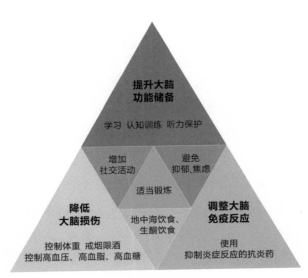

图15-1　预防帕金森病

第二节 帕金森病危险因素的管理

研究者们发现了很多与帕金森病相关的危险因素，希望能通过针对这些危险因素来采取预防措施，从而降低帕金森病发生率或延缓帕金森病发生的时间。如果积极采取措施针对危险因素，保护好我们的大脑，会使我们的大脑在较长的时间内保持"年轻态"，而延缓衰老的到来。这就是预防工作的重要性，因此，我们提倡尽早对高危人群进行教育、引导和治疗，降低其发病风险。

一、哪些是帕金森病发病的高危人群

帕金森病发病的高危人群包括老年人，帕金森病阳性家庭史者［直系亲属（指父母、兄弟姐妹）中有帕金森病患者］，CYP2D6基因多态者，PARK、GBA、LRRK2、PLA2G6、PINK1、SNCA、ATP13A2等基因突变者，高血压病患者，糖尿病患者，高血脂者，高血同型半胱氨酸者，头部外伤史者，有抑郁病史者等。对于这些高危人群，应及早针对可以管理的危险因素进行干预。

二、高血压如何管理

有研究表明，严格控制高血压这一危险因素，有利于降低帕金森病的发病概率。一旦确诊为高血压病，大多数患者需长期甚至终身坚持治疗。定期测量血压；规范治疗，改善治疗依从性，尽可能实现降压达标；坚持长期平稳有效地控制血压。

一般高血压病患者，应将血压（收缩压/舒张压）降至140/90 mmHg以下；65岁及以上的老年人的收缩压应控制在150 mmHg以下，如能耐受还可进一步降低；伴有肾脏疾病、糖尿病或病情稳定的冠心病的高血压病患者治疗更宜个体化，一般可以将血压降至130/80 mmHg以下。

三、糖尿病如何管理

通过多种方式控制好血糖。主要包括5个方面：糖尿病患者的教育、自我监测血糖、饮食治疗、运动治疗和药物治疗。饮食治疗是各种类型糖尿病治疗的基础，一部分轻型糖尿病患者单用饮食治疗就可控制病情。

那么，糖尿病患者的饮食应该注意什么呢?

1. 总热量

一般根据标准体重计算出每天所需热卡量，根据情况作相应调整。儿童、青春期、哺乳期、营养不良、消瘦及有慢性消耗性疾病患者应酌情增加总热量。肥胖者要严格限制总热量和脂肪含量，给予低热量饮食，每天总热量不超过1 500 kcal。另外，年龄大者较年龄小者需要热量少，成年女子比成年男子所需热量要少一些。

2. 碳水化合物

现认为碳水化合物应占饮食总热量的55%～65%，根据我国居民的生活习惯，休息者每天摄入主食（米或面食）200～250 g，轻度体力劳动者每天摄入主食250～300 g，中度体力劳动者每天摄入主食300～400 g，重体力劳动者每天摄入主食400 g以上。

3. 蛋白质

蛋白质占饮食总热量的12%～15%。蛋白质的需要量为成人每千克体重约1 g。儿童、孕妇、哺乳期、营养不良、消瘦及有消耗性疾病患者宜增加至每千克体重1.5～2.0 g。患糖尿病、肾病者应减少蛋白质的摄入量，每千克体重0.8 g；肾功能不全者，应减少摄入高质量蛋白质，摄入量应进一步减至每千克体重0.6 g。

4. 脂肪

脂肪约占饮食总热量的25%，一般不超过30%，脂肪的需要量为每天每千克体重0.8～1.0 g。动物脂肪主要含饱和脂肪酸，植物油中含不饱和脂肪酸多，糖尿病患者易患动脉粥样硬化，应以食用植物油为主。

四、如何防治高脂血症

血脂包括甘油三酯和胆固醇。血脂增高时，大量的脂类沉积在血管壁上，是动脉粥样硬化形成的重要原因。动脉粥样硬化形成后，可使血管壁变硬、变脆，血管内膜变得粗糙，可引起高血压病、冠心病、心肌梗死、脑血栓形成和帕金森病等。高脂血症的防治应该从控制饮食及加强体力活动入手，可在医生指导下选用合适的降血脂药进行治疗。

五、如何控制饮食

饮食应多样化，要重视饮食的合理搭配。饮食宜清淡，低脂、低盐、低糖、低胆固醇，少吃油腻、煎炸、熏烤、盐腌类食品，适当多吃些蔬菜、水果，适当吃些杂粮、粗粮，特别是要保证各种维生素、矿物质和微量元素等有益物质的补充。俗话说"管住嘴，迈开腿"，应该遵循科学的方法，控制饮食并加强锻炼。

红茶中含有咖啡因，是一种中枢神经兴奋剂，可以刺激大脑皮质，兴奋神经中枢，有提神、集中注意力的效果，使人们的思维、反应更加敏捷，增强记忆力。咖啡因对血管系统和心脏具有兴奋作用，可以增加血液循环和促进新陈代谢，加速排泄体内废物。红茶中除了咖啡因还有酶，有助于预防帕金森病。

美国研究人员在30年里对瓦胡岛上的8 004名男性进行了跟踪调查，发现每天喝约750 g咖啡的居民患帕金森病的可能性要比不喝咖啡的居民小。同时还发现，加糖或加奶的咖啡都可以预防帕金森病，除咖啡外，巧克力、含咖啡因的饮料都可以预防帕金森病。国外研究发现，每天喝1～2杯咖啡的人可以使帕金森病的发生率减少50%，若每天喝3～4杯咖啡患帕金森病的概率只有其他人的1/5。

第三节　调整生活方式

一、怎样科学运动

多项研究提示运动训练能改善老年人的生活能力，降低帕金森病的发病率。

根据个人情况，可以选择运动量较大的长跑等有氧运动，也可以选择运动量适中的散步或家务劳动。

有氧运动是适宜的长期锻炼方式，主要为大肌群参与的活动，如步行、骑车及有氧运动操等。运动形式可多样，如散步、快走、慢跑、打太极拳、做保健操等，以延缓大脑衰老；经常进行手指活动，如用电脑键盘打字、手指旋转核桃、绘画、写毛笔字、雕刻工艺品等，均可使脑细胞处于活动状态，进而延缓脑神经组织衰老；培养广泛的兴趣爱好，如每天坚持读书、学习英文、下象棋等。这些运动均可使大脑处于兴奋状态，进而延缓脑神经组织衰老，可预防帕金森病。

二、如何健康饮食

注意饮食卫生，根据年龄、活动量给予足够的总热量，膳食中注意满足糖、蛋白质的供应，限制动物脂肪的摄入。适量进食海鲜，摄取优质蛋白质和不饱和脂肪酸，有利于防治动脉粥样硬化；多吃新鲜蔬菜和水果，使多种维生素抗氧化保护神经细胞，摄入丰富的膳食纤维，促进肠蠕动，防治大便秘结。

饮用自来水比饮用河水和井水更健康。因为自来水是经过净化处理的，经过很多道工序，完全符合国家水质标准。而河水、井水中可能含有许多有害物质、微生物。

三、生活环境的优化有用吗

有研究表明，帕金森病可能与环境毒素相关。生活中远离装修污染，避免或减少接触对人体神经系统有害的物质，如一氧化碳、二氧化碳、锰、汞等，能有效减少帕金森病的发生。

四、如何保持良好的睡眠

帕金森病患者大多有睡眠障碍，原因很多，需要根据患者的具体情况制订调整方案。如和抗帕金森药物相关，可以通过调整帕金森病患者用药来改善。如果是因为老年引起的睡眠障碍，可服用一些帮助睡眠的药物来改善。生活上也要注意：睡前4～6小时不要服用含咖啡因或尼古丁的药物或食物，这意味着如果你想有个好睡眠，下午及晚上最好不要喝咖啡、浓茶，晚餐后不要吸烟；上床前避免剧烈运动，日间有规律的运动有益于睡眠，但睡前运动却会干扰睡眠；上床入睡前避免过饱、高脂蛋白饮食和饮水过多；晚上不要饮酒，尽管酒精能帮助紧张的人入睡，但在后半夜会容易使人苏醒；入睡前避免情绪激动、用脑过度。

五、焦虑、抑郁是帕金森病共病吗

约40%的帕金森病患者伴有焦虑症状，表现为精神性焦虑和躯体性焦虑。患者常感到莫名其妙的恐惧、害怕、紧张和不安，常出现搓手顿足、踱来走去、小动作增多、注意力无法集中等症状。患者因为震颤而不愿与外界交流，封闭自己，或是过分担心自己的病而造成情绪低落。这些症状往往在治疗后会得到改善，抑郁的情绪也随之减轻或消失。疾病本身也是导致帕金森病患者抑郁的原因之一，有研究显示，帕金森病的抑郁与非多巴胺能神经元生化改变有关，是一种器质性抑郁。抑郁的发生与病情及病程有关，病程越长，病情越严重，抑郁发生率越高。症状严重者需要在医生的指导下服用抗抑郁药物。家人在照顾患者的同时也要理解患者，多和患者沟通，营造一个轻松、和谐的家庭气氛，在精神上鼓励和支持患者，让患者感受到家庭的温暖，并让患者感到和帕金森病抗争并不是一个人的事情，而是全家人共同的责任，这样才能让患者有信心战胜疾病。

（黄晓芸）

● **参考文献**

[1] 宋亚南，郁金泰，谭兰. 帕金森病的危险因素及其预防 [J]. 中华行为医学与脑科学杂志，2019，28（2）：188–192.

[2] 宋绮霞. 面对帕金森病 乐观、锻炼来预防 [J]. 中国老年，2017，12（246）：48–49.

第十六章

Parkinson's
Disease
如何照料帕金森病患者

第一节　帕金森病患者的一般照料

　　帕金森病是一种慢性进行性疾病，病程缓慢，持续数年至数十年，逐渐进展，最终全身僵硬而行为困难，严重影响了患者的生活质量，恰当的护理或照料有助于提高患者的生活质量。帕金森病患者的照料工作主要由家庭、社区养老院和医院共同承担。目前，国内大部分患者还是与家人共同生活，照顾帕金森病患者对其家人来说是一项艰巨的任务。如何照顾帕金森病患者，也是很多患者家属关注的话题。作为帕金森病患者的照料者，应接受多方面的培训，包括照料、护理、康复等。有条件的家庭可以请有经验的人员开展家庭教育，传授相关知识及应对患者异常行为的技巧。另外，照料者本身长期肩负照料任务，身心压力大，也要适时自我调整，维护身心健康，必要时及时到医院就诊。对于照料者来说，多了解一些疾病相关知识和应对措施，能帮助照料者和照料者的家人更好地应对生活。

一、怎样为帕金森病患者提供合适的生活环境

　　帕金森病患者存在不同程度的运动障碍，主要以静止性震颤、动作迟缓、肌强直及姿势步态异常等运动症状为主，缺乏平衡感，同时还伴有精神障碍、睡眠障碍、认知障碍、便秘、尿频、流涎等非运动症状，所以帕金森病患者的生活环境应以安全为前提，家居环境重点从安全角度考虑。物品放置有序、固定，不要随便挪动物品原有的位置。安装稳固的扶手，减少环境中的障碍物，家具应靠墙放置，增加室内空间，损毁的地板应立即修补，以免高低不平，造成摔倒，固定地毯位置，避免使用小地毯，增加跌倒的机会。使用挤压式或液体皂，安装容易开关的水龙头，浴缸内铺上防滑脚垫，浴室地板上铺上大的防滑地毯。加高坐厕可便于患者起立，坐厕旁或浴缸上安装安全扶手，同时坐厕扶手旁安装紧急呼叫铃，以免发生意外。家里的锐器应置于患者不易碰触的地方，将电源插口封住。

二、如何照顾好帕金森病患者的日常生活

帕金森病本身不是一种致命的疾病，它是一种慢性进行性疾病，目前尚无根治方法，但根据科学的指导、教育，采取及时、有效的综合措施及日常生活照料将有助于减少各种并发症的发生。

（1）注意膳食和营养，供给充足膳食纤维，多吃新鲜蔬菜和水果，注意水分的补充。如果存在吞咽障碍，患者家属可以通过以下方法解决患者的吞咽问题：给予患者半流质饮食，如粥等，或在汤中加入凝固粉。服药时先将药片溶解于水中，加适量凝固粉或米糊，再用小勺把流质食物或药片送到患者舌根处，让其自己吞咽。进餐时因为患者肌肉不协调，不要催患者快吃快喝。喝冷饮可选用有弹性的塑料吸管，喝热饮用有宽把手且质地轻的杯子。在患者的碗或盘子下放一块橡皮垫以防滑动。

（2）帕金森病患者平时衣着要合适。选择容易穿脱的开襟上衣，尽量穿不用系鞋带的布鞋，切忌穿拖鞋，以防行走时被绊倒。

（3）因帕金森病患者容易震颤，肌肉不协调，所以洗漱时可使用纸杯或塑料杯，刮胡子使用电动刮胡刀，以免误伤。

（4）便秘在帕金森病患者中比较常见。帕金森病患者要积极预防便秘的发生，关键要改变饮食结构。每天要吃足够的含纤维素的食物，并喝足够的水。每天喝6～8杯水，约2 000 mL，促进肠蠕动，防治大便秘结，在服用含左旋多巴的药物时尤应注意。禁烟酒及刺激性食品，如咖啡、辣椒、芥末、咖喱等。

（5）帕金森病患者夜间多醒，而且许多患者每次醒后都要上厕所，如果此时出现"剂末现象"，就很容易跌倒。老年人骨质疏松发生率高，一旦跌倒便可能引起骨折，运动能力更易受到影响。

（6）肢体僵硬是帕金森病的表现之一，适当的锻炼可以改善肢体僵硬状态并延缓其进一步加重。建议帕金森病患者能够在专业医院医生的指导及家属的配合下进行相关的康复锻炼，以延缓病情的发展或者加快手术后的顺利恢复。

（7）帕金森病患者在服药时应注意以下细节。

①帕金森病患者记忆力减退，思维容易混乱，老年患者常忘记吃药、吃错药，或忘了已经服过药而过量服用，所以老年患者服药时要有人在旁陪伴，帮助患者把握药量和用药时间，以免遗忘或错服。

②帕金森病患者情绪不稳，有抑郁症、幻觉和自杀倾向的患者，家人一定要把药品管理好，放到患者拿不到或找不到的地方。

③帕金森病患者也可能存在意识障碍，常不承认自己有病，或者常因幻觉、多疑而认为家人给的是毒药而拒绝服药。家属应耐心开导说服，总之一定要督促患者按时服药，以控制病情。

④患者服药后家属要细心观察是否出现不良反应，引导患者主动说出不适。严重者要去医院就诊，及时调整给药方案。

（8）帕金森病患者应保持愉悦的心情。好的心态是树立信心的基础，可以增强患者社会融入感，在缓解帕金森病病情持续发展的情况下，还可以预防抑郁等精神性疾病的发生。

三、有哪些可用的辅助技术

1. 多媒体软件

帕金森病患者后期记忆力也会出现障碍，多媒体软件可以帮助其唤起记忆和刺激记忆力。整理家中的相册，陪患者一起看相册，帮助其回忆和家人、朋友在一起的时光。同时，也可以与患者一起观看经典电影或聆听音乐，帮助患者找回记忆。

2. 老人机

老人用的手机尽量买按键数字大、简单、易操作的老人机，并帮助老人设置好快捷键，方便老人能以最快速的方式与外界或家人取得联系。比如"1"代表老伴的号码，"2"代表儿女的号码等，可根据老人的喜好来设定，当老人需要帮助时，只需按下简单的数字键就可以通话了。

3. 全自动日历时钟

全自动日历时钟可以帮助减轻痴呆老人对时间的混淆感。试着找一个可以显示日期的电子日历。电子日历最好可以对上午和下午的时间做明显的区分，特别是在较晚天黑的夏季，傍晚时天依然相对明亮，这会让老人对时间产生混淆。

4.GPS防走失追踪器

使用全球定位系统（GPS）进行监控可以帮助寻找走失的痴呆老人。老人携带GPS定位器，家人可在电脑或手机上追踪老人的位置。大多数定位器还带有一个特定的按钮，如果老人迷路了，感到恐慌时，可通过此键迅速通知家人。研究表明，这种跟踪装置可以让照料者更放心。

5．腕带电子标签

建议可以为老人佩戴电话手表，方便家人对其进行定位和搜索，电话手表简单方便，可与家人的手机号码绑定，可以实时进行追踪。如今，市面上已有专门的帕金森腕表供患者选择。

6．家庭监控设施

必要时可以在老人居住的房子中安装监控设备，为了照顾老人的隐私，我们可选择在门口、厨房、阳台灯等地方安装监控设备，这样有助于降低患者独自生活的安全风险。

四、照料的同时需要配合功能康复训练吗

对帕金森病患者而言，功能康复训练是除药物治疗以外的一项重要辅助治疗措施，可以明显改善帕金森病患者的生活质量，暂时减少疾病对患者造成的不良影响。

根据患者的病情，制订功能训练计划并实施。

（1）运动功能训练：鼓励患者自行进食、穿衣，锻炼和提高平衡、协调能力，做力所能及的事情，减少对他人的依赖，增强主动运动。

（2）语言功能训练：让患者多说话、多交流、多阅读，沟通时给患者足够的时间进行表达，训练中注意患者的发音力度、音量、语速频率，鼓励患者坚持连续训练，以延缓病情的发展。讲话音量低的患者可进行口型发音训练，即发出"噫、哦、呀"等音，尽量拉长，最好持续20秒以上。早上漱口或晚上漱口时，可含一大口水，深呼吸后把水喷出来，越远越好。

（3）肢体功能训练：

①上肢及肩部训练，包括耸肩、臂上举、后伸等牵伸锻炼。利用机械加强肩关节的活动度、灵活性及肌力。每次15分钟，每天3次。

②下肢锻炼，进行髋、膝关节屈肌腱的牵伸练习和全范围的肌力练习，以改善肌力，保持正常的关节活动度。每次15分钟，每天3次。

③姿势锻炼，取坐位，身体朝前，慢慢抬高一条腿，尽可能地抬高，然后慢慢放下，双腿重复动作10次。

④吞咽训练，帕金森病患者因脑部功能退化，容易引起吞咽困难，进行吞咽练习可降低吞咽困难对患者的影响。每天进行闭唇鼓腮练习、张口训练、伸舌运动、露齿而笑和噘嘴训练，也可搭配用力咬牙训练、提上唇练习、漱口动作、舌两侧摆动和环绕口腔运动等训练。从每天1次，逐渐增加到每天3次。

第二节　伴发痴呆的精神行为症状的帕金森病患者的照料

帕金森伴发痴呆的精神行为症状（behavioral and psychological symptoms of dementia，BPSD）包括情感淡漠、行为怪异、徘徊、抑郁、妄想、幻觉及睡眠紊乱等。BPSD首先应该考虑非药物治疗，如音乐治疗、光疗、怀旧治疗、按摩疗法及情感性触摸等。预防措施有：尽量减少外界环境对帕金森病患者的刺激；安排适当的活动与刺激减轻患者的无聊感并分散其注意力；避免伤害患者的自尊心；识别行为发生的诱发因素，减少其发生的频率。

患者异常行为一旦发生，照料者应该认识到患者的异常行为是疾病所致，要以恰当的技巧应对。避免与患者发生正面冲突；转移患者注意力；给患者留有一定的空间；在安全前提下，可采取有意忽略的态度。当患者出现幻觉、妄想等症状时，应以积极的态度与其解释，避免争论。如需药物配合治疗，一定要监督患者服药，同时密切观察患者的反应，包括药物的疗效及副作用。

第三节　帕金森病患者晚期并发症的管理

一、如何护理进食障碍的患者

帕金森病患者后期吞咽受限，容易造成吸入性肺炎，而长期卧床导致其抵抗力下降，肺不张导致肺部感染。进食障碍是帕金森病患者晚期常见的并发症，包括口腔吞咽困难和咽部吞咽困难导致的误吸、不能自己进食或者拒绝吃饭等。吞咽障碍患者，进食要预防其呛咳和呛噎，或予胃管进食，但胃管也可能增加患者肺部感染的概率，因此患者家属应当与医生充分讨论并参考患者以往的治疗意见与计划。当患者出现进食障碍时，需要考虑是否出现了紧急情况（比如牙科问题）或者是否存在可逆性原因。进食过程中要防止误吸，要评估患者的吞咽功能，喂食时，患者应半卧，床头抬高至少30°。有吞咽功能的患者，喂服时家属或照料者要有耐心，患者慢慢咽下后再喂下一口。饮食通常选用软食和半流质，如米糊、烂糊面、馄饨，质地稍稠厚，可防止误吸，有条件者可在汤水里面加凝固粉改变食物的性状，从而让患者安全进食。发现呛咳，应及时停止喂服，必要时使用胃管。喂食后让患者保持半卧位30～60分钟，同时做好口腔清洁。保持生活环境的空气新鲜，定时通风换气。

二、如何护理感染的患者

帕金森病到了晚期，症状发展到全身，患者生活不能自理，晚期感染是对帕金森病患者构成威胁的并发症，泌尿系统感染和呼吸道感染最为常见。感染、败血症是导致该病晚期患者死亡的重要原因。一般的呼吸道感染、发热都会使该病症状加重。患者由于免疫功能低下，经常发生感冒，也容易罹患支气管炎、肺炎、胃肠炎等。应结合口腔护理，翻身、叩背及体位管理等，以预防吸入性肺炎和坠积性肺炎的发生。

对于晚期帕金森病患者，家属需与医生充分沟通，明确治疗目标（是为了患者舒适还是为了延长生存期），从而选择姑息治疗或是加用抗生素治疗。在这一时期，家属及患者不要一味地追求昂贵的药物，只有做好生活各方面的护理工作，预防并发症的发生，才可以有效地提高晚期患者的生活质量。

三、怎样预防压疮

晚期卧床的帕金森病患者，已完全丧失了生活自理能力，不能独立坐起，甚至不能自行翻身，兼之营养不良，皮肤受压，常致压疮。此时应按时翻身，做好皮肤护理，保持皮肤干爽，防止尿便浸渍皮肤。当会阴部和骶尾部皮肤有压红时，可用氧化锌软膏、鞣酸软膏或专用敷料进行皮肤保护。有条件者，可以购买气垫床或静态减压床垫给患者使用，从而有效减少皮肤受压和压疮的发生，同时需要注意，及时翻身是预防压疮的重要措施，建议2～4小时一次。

四、如何预防关节畸形和肌肉萎缩

关节畸形和肌肉萎缩的预防应尽早开始，以防止关节活动范围受限、肌肉挛缩和肌肉萎缩。被动活动肢体，加强肌肉、关节按摩，对防止和延缓骨关节的并发症有重要意义。为防止肌肉萎缩，家属可帮助帕金森病患者做肢体的被动运动，帮助患者肢体活动，使得肌肉、关节得到按摩，促进肢体的血液循环。活动时，动作要轻柔和缓，要对颈、腰、四肢各关节及肌肉进行全面按摩，每天3～5次，每次15～30分钟。注意事项有以下3点。

（1）活动的肢体应充分放松，置于舒适的位置，活动关节空隙处要垫上软垫等充分支持好。

（2）被动运动应缓慢而柔和，要有节律性，避免做冲击性动作。被动活动范围要逐步加大。

（3）做被动运动时应尽量不引起明显的疼痛。当关节有明显粘连时，避免暴力强行运动。被动运动常用于肩、肘、腕、髋、膝关节等部位。

第四节 如何获得帕金森病患者照料相关知识及获得相关帮助

帕金森病患者照料者需要了解疾病的相关用药知识及相关的护理技巧、康复训练的技能及自身心理调节的知识，因此需要相应的健康教育和培训来提高家庭照料者的照料素养。

一、国内外专业网站及微信公众号

1. 中国帕金森病协作网（http://www.cnpdxz.com/）

2. 帕友网（https://www.pajo.cn）

专门为帕金森病患者及其家人打造的纯公益关爱网站。

3. 针对家庭慢性病照料者的网站（http://www.nfcacares.org/）

该网站由美国家庭照顾协会（NFCA）主办，面向人群有帕金森病患者的照料者，也有承担护理慢性患者或失能患者的照料者。网站旨在为这些家庭照料者提供信息服务，改善他们的健康状况和生活状态。NFCA建立了网络虚拟图书馆，为家庭照料者提供护理的相关建议、NFCA的出版物、护理实时通信、家庭护理等，另外网站还设有家庭照料者论坛。

4. VHA Home Healthcare网站（http://familycaregiving.ca/）

这是一个面向儿童患者、成人患者和老年患者的照料者的网站。照料老年患者的疾病类型主要包括阿尔茨海默病、充血性心力衰竭等。针对患者的日常生活，照料指导包括开车、交通、厨房安全、上厕所、用药、记忆问题、交流谈话、睡眠、洗澡、穿衣等方面。

5. 微信公众号

（1）帕金森病友会。

（2）帕金森医生。

（3）老年科护理。

二、帕金森门诊

到目前为止，全国有200多家医院开设了帕金森门诊，坐诊医生有帕金森专科医生、神经心理评估师、康复治疗师等，照顾者可根据实际情况到相应的医院咨询并寻求帮助。建议家属带患者去专业的医院进行评估和救治。

三、帕金森病相关协会或团体

面对国内帕金森病患者日益增多的严峻现状，帕金森病相关协会或团体正在逐渐成立，照顾者也可通过这些团体了解帕金森病的相关知识，并进行交流。

（吴玉娥）

● 参考文献

[1] 黄彩颜，徐蕊，林晓红. 心理护理对帕金森病伴发抑郁的作用 [J]. 海南医学，2008（S1）：16-17.
[2] 陆晓兰. 心理护理对帕金森病患者焦虑及抑郁情绪的疗效分析 [J]. 医药前沿，2015（23）.
[3] 钟运露，陈庆妙. 家庭随访对帕金森病患者运动功能、日常生活能力和焦虑状况的影响 [J]. 现代临床护理，2012（10）：22-24.
[4] 傅燕. 康复训练及心理干预对帕金森病患者的影响 [J]. 护理实践与研究，2013（5）：61-62.
[5] 王雅娟，郭艳霞. 延续性护理对帕金森病患者出院后生活质量的影响 [J]. 中国医科大学学报，2018（7）：663-665.
[6] 刘志红，王玉周，卢健军，等. 综合护理同步家属健康教育干预帕金森病患者的效果 [J]. 广东医学，2017（7）：1135-1138.
[7] 路富林. 太极拳对老年早期帕金森病患者生活质量的影响 [J]. 中国老年学杂志，2017（20）：5121-5123.
[8] 王筱筱，段宏为，林航，等. 虚拟现实技术对帕金森病患者平衡和日常生活能力影响的Meta分析 [J]. 中国康复理论与实践，2017（12）：1443-1449.
[9] 徐萍. 自我效能与教育干预对帕金森病患者运动效能和平衡功能的影响 [J]. 中国老年学杂志，2018（15）：3682-3684.
[10] 王瑞，吕蓉，梁涛. 可穿戴设备在疾病管理中的应用进展 [J]. 中华护理杂志，2018（1）：114-116.
[11] 徐萍，钟清玲. 森田疗法对帕金森病患者焦虑抑郁情绪的影响 [J]. 中国老年学杂志，2018（10）：2411-2414.
[12] 李亚慧，李晓红. 帕金森病运动训练方法及其机制的研究进展 [J]. 中国康复理论与实践，2019（1）：51-54.

第十七章

帕金森病应注意的伦理和法律问题

帕金森病患者除了有运动功能下降，晚期会出现吞咽困难、认知障碍等症状，还会引起一系列的伦理和法律问题。患者的自主决策权会慢慢受影响，到疾病后期甚至无法做出对自己负责任的决定；丧失独立生活的能力；无法判断自己正在接受的治疗和训练，签署一些文件变得尤为困难。这些都让我们心痛不已，但同时我们也要深思，如何去应对这些伦理和法律问题。

一、需要注意的伦理问题

相关伦理问题有照料伦理问题（包括医疗照料伦理问题和非医疗背景照料伦理问题），公民其他基本权利保障、参与临床前期试验或参与临床治疗所涉及的伦理问题。需要引起患者注意的主要是照料伦理问题和参与临床前期试验相关的伦理问题。

二、需要注意的照料问题

在照顾患者方面，我们总是希望能做到最好，努力去满足患者的需求，让患者处于最舒适的状态。对于普通患者，采用询问、沟通的方式就可以做得很好，但帕金森病患者不同，患者晚期卧床不起，不能进食，还会出现言语、理解、表达等方面的问题，这些都会让医务工作者和家属不知所措。这就需要患者在尽可能早的阶段做出决定，以备不时之需。

当患者晚期无法主动进食时，希望选择怎样的辅助方式呢？是人工喂养还是鼻饲等方法？又如，在弥留之际，患者希望以怎样的方式度过，会选择插管、气管切开吗？类似的问题很多，如果不提前沟通做好相关记录，最亲密的人也许在那时也会犹豫不决。患者在认知能力尚可的情况下，了解自己的治疗方案，并对后期的方案做出详尽的决策（如同意、拒绝或有其他意愿等），有助于施行患者心中最理想的，也是最有利于患者的决定。

三、帕金森病患者还能继续工作吗

帕金森病患者早期表现主要是肢体震颤，通过服用适当的药物可以完全控制，鼓励患者早期适当工作，做力所能及的工作。倘若整天坐在家中，这样反而会限制患者的活动而加速肌肉强直、僵硬的发生，但不建议患者过度疲劳，要注意休息。

四、如何应对帕金森病患者的财务问题

在疾病早期阶段，患者能外出购物，独自存取钱，决定资金去向，往后会慢慢失去这些能力，需要人帮助，肢体僵硬致不能行走、外出，手指不能输入银行卡密码甚至不记得银行卡密码，不记得曾经的债务问题。而遗嘱问题则更为复杂，如果不事先处理好，家属有可能会在患者去世之后发生争执，争夺遗产。这是患者所不愿意看到的。因此，患者有必要提前做出决策，指定信赖的授权人，寻求专业人士帮助，做出合理的、符合其意愿的相关计划。待病情进展至后期，患者丧失决策能力时，预先决策可作为一定的依据。如有可能，可向专门办理患者法律问题的律师寻求帮助，律师将帮患者制订法律和财务计划。

五、帕金森病患者能开车吗

2004年4月30日我国公安部发布71号令，《机动车驾驶证申领和使用规定》中的第十二条规定：有器质性心脏病、癫痫病、美尼尔氏症、眩晕症、癔病、震颤麻痹、精神病、痴呆及影响肢体活动的神经系统疾病等妨碍安全驾驶的，不得申请机动车驾驶证。其中的"震颤麻痹"即"帕金森病"。帕金森病典型的运动症状，包括静止性震颤、强直、运动迟缓和姿势、步态异常。震颤影响手部和腿部对方向盘、脚踏板等的精确控制；强直可导致猝变运动；运动迟缓影响及时刹车和对道路危险的迅速反应；运动症状越严重，患者驾驶的准确性、反应速度等受影响程度越大。另外，帕金森病患者往往伴有姿势不良，如头部低屈、肩部低垂，影响对周边环境的判断。

由于驾驶时取坐位，且主要涉及肢体的动作，那么，早期运动功能轻微受损或保持正确"驾驶姿势"时运动功能相对完好的患者，就可以安全地驾驶了吗？当然不是。除了运动症状，帕金森病还涵盖一系列非运动症状，比如认知功能下降、视觉受损、日间嗜睡等，这些均是影响帕金森病患者安全驾驶的重要危险因素。然而中晚期的帕金森病患者行脑深部电刺激手术后，其症状改善率达99.2%以上，可以恢复正常生活与工作，在保持脑起搏器电量充足的情况下是可以正常开车的。

（梅志忠）